MARIA LUISE PREAN-BRUNI

SORGENFALTEN STEHEN MIR NICHT, DENN *Gott* LIEBT ES ZU *segnen!*

SCM
R.Brockhaus

SCM

Stiftung Christliche Medien

SCM R.Brockhaus ist ein Imprint der SCM Verlagsgruppe, die zur Stiftung Christliche Medien gehört, einer gemeinnützigen Stiftung, die sich für die Förderung und Verbreitung christlicher Bücher, Zeitschriften, Filme und Musik einsetzt.

MIX
Papier aus verantwortungsvollen Quellen
FSC® C014496
FSC www.fsc.org

Max-Eyth-Str. 41 · 71088 Holzgerlingen
Internet: www.scm-brockhaus.de · E-Mail: info@scm-brockhaus.de

Umschlaggestaltung: Kathrin Spiegelberg, www.spika-design.de
Titelbild: PatternsBlooming (Shutterstock)
Autorenfoto: © privat
Satz: typoscript GmbH, Walddorfhäslach
Druck und Bindung: GGP Media GmbH, Pößneck
Gedruckt in Deutschland
ISBN 978-3-417-26981-9
Bestell-Nr. 226.981

Inhalt

Einleitung

In meiner vorgerückten Jugend kann ich mittlerweile doch schon auf einige Jährchen zurückblicken. 1939 geboren, habe ich noch die sechs Jahre des Zweiten Weltkrieges miterlebt. Wir lebten in Innsbruck, wo es sehr viel falschen Fliegeralarm gab, weil die Flugzeuge meist über uns hinwegflogen und keine Bomben abwarfen.

Eines Tages spielte ich mit meiner Puppe, mein kleiner Bruder schlief und meine Mutter bügelte. Wir hörten die Sirenen, was bedeutete, dass wir uns in den Luftschutzkeller begeben sollten. Gott sei Dank gab es einen solchen in unserem großen Wohnhaus mit vielen Parteien. Er war mit riesigen Eisenfenstern verstärkt, die einen halben Meter dick waren. Auch draußen auf der Straße war ein entsprechendes Hinweisschild angebracht, sodass die Leute, die dort vorbeigingen, erkennen konnten, dass es dort eine Zuflucht für sie gab.

Beim Klang der Sirenen fragte ich meine Mutter: »Mama, gehen wir in den Luftschutzkeller?«

Sie antwortete: »Nein, wir gehen erst, wenn wir die Bomben fallen hören.«

In dem Augenblick zerbarsten sämtliche Fenster, weil Innsbruck tatsächlich bombardiert wurde. Meine Mutter riss den Stecker des Bügeleisens aus der Wand, nahm meinen schlafenden Bruder aus seinem Bettchen und mich an die Hand. Wir liefen in den Keller hinunter. Von der Straße kamen schreiend Leute herein, voller Angst und Sorge um ihre Kinder. Der Keller war etwa vier mal vier Meter groß – vorne war das riesige Eisenfenster und in der hintersten Ecke hatten sich alle möglichen Sachen angesammelt, die Menschen für wertvoll erachtet hatten und von denen sie sich wohl einen gewissen Schutz erhofften, zum Beispiel Kreuze und Madonnen.

Meine Mutter, eine sehr entschiedene, nüchterne Frau, zog meinen Bruder und mich in diese Ecke, denn sie wollte immer, dass wir mit ihr sterben, falls sie in einem Bombenangriff umkam. Auf keinen Fall wollte sie uns als Waisen zurücklassen. Dann schrie sie laut wie ein General zu den versammelten Menschen: »Hört auf zu schreien, lasst uns beten!«

Alle kamen wie Schäfchen zur ihr in die Ecke und beteten gemeinsam mit ihr das Vaterunser. Beim Amen schlug eine Bombe direkt vor dem Fenster ein. Noch heute steht mir das alles ganz genau vor Augen. Das dicke Eisenfenster fiel in Zeitlupentempo in den Keller hinein, aber kein Mensch wurde darunter begraben und tödlich verletzt, weil alle mit meiner Mutter in der Ecke standen und beteten. Von da an wusste ich, dass Gott Gebete erhört. Mein ganzes Leben lang konnte mich niemand mehr davon abbringen und das wird auch in Zukunft so sein. Gott hört das Schreien seiner Kinder. Wir dürfen uns darauf verlassen, dass Gott uns hört, wenn wir zu ihm flehen.

Ich weiß nicht, wie es dir gerade geht. Vielleicht befindest du dich auch in einer verzweifelten Situation. Glaubst du, dass Gott dich daraus befreien kann? Schreist du zu ihm? Lass mich dir sagen: Er hört deine Gebete. Manchmal scheint es vielleicht nicht so, aber er ist treu, und seine Ohren sind niemals taub. Und er kennt deine Sorgen.

In diesem Buch möchte ich dir Mut machen, in allem auf Gott zu vertrauen. Er kümmert sich um dich, ja, er will dich mit seinem Segen überschütten. Doch du kannst dazu beitragen – wie, werde ich dir auf den folgenden Seiten zeigen.

Gott versorgt dich

Überlasst all eure Sorgen Gott, denn er sorgt sich um alles, was euch betrifft!

1. Petrus 5,7

Dieser Vers im ersten Petrusbrief beschreibt eine Herzenshaltung. Hast du grundsätzlich die Einstellung, dass Gott sich um dich kümmert? Dass du loslassen darfst, weil alles fest in seiner Hand liegt? Ich glaube, wir müssen immer wieder an dieser Herzenshaltung arbeiten, wie sie auch in Matthäus 6,25-33 zum Ausdruck kommt:

Darum sage ich euch: Sorgt euch nicht um euer tägliches Leben – darum, ob ihr genug zu essen, zu trinken und anzuziehen habt. Besteht das Leben nicht aus mehr als nur aus Essen und Kleidung? Schaut die Vögel an. Sie müssen weder säen noch ernten noch Vorräte ansammeln, denn euer himmlischer Vater sorgt für sie. Und ihr seid ihm doch viel wichtiger als sie. Können all eure Sorgen euer Leben auch nur um einen einzigen Augenblick verlängern? Nein. Und warum sorgt ihr euch um eure Kleider? Schaut die Lilien an und wie sie wachsen. Sie arbeiten nicht und nähen sich keine Kleider. Trotzdem war selbst König Salomo in seiner ganzen Pracht nicht so herrlich gekleidet wie sie. Wenn sich Gott so wunderbar um die Blumen kümmert, die heute aufblühen und schon morgen wieder verwelkt sind, wie viel mehr kümmert er sich dann um euch? Euer Glaube ist so klein! Hört auf, euch Sorgen zu machen um euer Essen und Trinken oder um eure Kleidung. Warum wollt ihr leben wie die Menschen, die Gott nicht kennen und diese Dinge so wichtig nehmen? Euer himmlischer Vater kennt eure Bedürfnisse. Macht das Reich Gottes zu eurem wichtigsten Anliegen, lebt in Gottes Gerechtigkeit, und er wird euch all das geben, was ihr braucht.

Wir Menschen drehen uns immerzu um unsere alltäglichen Sorgen, dabei zeigt Gott uns doch immer wieder, dass er viel größer ist als der Kleinkram unseres Lebens. Kein Mensch könnte es sich leisten, alle Vögel dieser Welt zu füttern. Aber Gott kann es. Er allein. In Afrika blühen Blumen, die ausschauen, als kämen sie direkt aus dem Paradies. Ich kann über die Vielfalt in der Pflanzenwelt nur staunen – und der Herr begießt die Flora jeden Tag. Wenn wir in Uganda auf Safari gehen, bin ich unglaublich fasziniert. Da sind Tausende von wilden Tieren – Elefanten, Büffel, Krokodile, Leoparden, Affen, Gazellen, Löwen. Es ist ein wunderbar von Gott harmonisiertes Reich, da schaut keiner unterernährt aus. Keiner macht sich Sorgen, was er am nächsten Tag isst. Übrigens machen sich auch kleine Kinder nach dem Frühstück keine Sorgen darum, was sie mittags bekommen werden. Sie vertrauen der Mutter einfach, dass es wieder etwas geben wird. So soll es auch bei uns sein. Wir sollen unserem himmlischen Vater vertrauen. Denn ob wir ins Kleine oder ins Große schauen – Gott ist größer als alle unsere Nöte und Bedürfnisse.

Gott ist größer als alle unsere Nöte und Bedürfnisse.

Jahrelang machte ich mir sehr viele Gedanken darüber, was ich anziehen sollte, wenn ich irgendwo eingeladen war, um zu sprechen. Ich zerbrach mir den Kopf und war sehr unsicher, was jeweils passend wäre. Oftmals stand ich lange vor dem Kleiderschrank herum und probierte verschiedene Outfits aus. Doch das ist schon lange nicht mehr mein Problem. Jetzt frage ich jeden Morgen einfach: »Herr, was willst du auf deinen Körper hängen?« Er antwortet mir und ich kann mich anderen, viel wichtigeren Dingen zuwenden.

So wie für die Tiere, die Pflanzen oder für mich sorgt Gott auch für dich. Das ist Wahrheit pur. Auf die darfst du dich stellen. Immer wieder.

Seit über 25 Jahren bin ich mittlerweile in Uganda. Bisher durften wir 16 000 Kindern die Möglichkeit geben, zur Schule zu gehen. Viele von ihnen, circa die Hälfte, sind schon mit ihrem Studium fertig. Darunter sind Ärzte, Rechtsanwälte, Beamte und Lehrer. Aber auch ganz viele wunderbare Handwerker, denn ich bin sehr dafür, dass junge Männer und Frauen ein Handwerk erlernen. Ich habe schon viele Universitätsstudenten gesehen, die hungrig waren, weil sie keine Arbeit hatten, aber nur selten Handwerker.

Um die Kinder in die Schule zu schicken, benötigen wir Finanzen. Wir mussten Gott immer vertrauen, dass er uns das Nötige schenkt, da wir keine Einnahmequellen haben. Aber wir haben einen großen Glauben und das ganze Werk hat bereits Millionen gekostet, die viele treue Geber zusammengelegt haben. Wir haben keine großen »Gönner«, auf die wir uns verlassen können. Es sind oft Menschen mit ganz wenig Einkommen, die uns unterstützen, zum Beispiel in Form von Patenschaften für die Kinder. Gott hat uns noch keinen Tag hungrig ins Bett gehen lassen; keines unserer Kinder. Wir sind gut gekleidet – natürlich nähen wir das Meiste selbst – und wir haben große Felder, eigene Kühe, Hühner, Wasserquellen. Der Herr hat uns Schritt für Schritt geführt, weil wir ihm vertrauten. Es war ja auch nicht von einem Tag auf den anderen alles so groß. Wir fingen klein an, haben uns als treu erwiesen, und Gott hat uns Größeres anvertraut.

Ich glaube, wir alle müssen zu diesem Vertrauensverhältnis zurückkehren. Wenn Gott für uns ist, wer kann dann gegen uns sein (Römer 8,31)? Gott wird all unserem Mangel abhelfen nach seinem Reichtum in Herrlichkeit (Philipper 4,19). So sagt es das Wort Gottes und ich kann das nur immer wieder bestätigen.

Doch unsere Angst möchte uns permanent alles verderben. Der Teufel ist ein Räuber, ein Dieb, ein Lügner und er möchte uns runterziehen. Wie tut er das? Indem er uns Angst einjagt. Indem er uns zweifeln lässt, dass für Gott alles möglich ist. Indem er uns Lügen glauben lässt anstelle von dem, was Gott gesagt hat. Indem uns Kleinigkeiten in ihren Bann ziehen, sodass wir uns nur noch auf sie konzentrieren, nicht auf Gott.

Wir sehen ein ähnliches Verhalten in der Bibel, zum Beispiel als das Volk Gottes am Jordan stand und ins verheißene Land einziehen wollte. Zunächst schickten die Israeliten zwölf Kundschafter hinein, um es zu erforschen. Doch nur zwei sahen das, was Gott in dem Land sah. Der Rest war eingeschüchtert von den Menschen, die dort lebten. »Dort hausen Riesen. Gegen die sind wir wie Heuschrecken. Das schaffen wir nie.« Josua und Kaleb hielten dagegen: »Mit Gottes Hilfe können wir es schaffen.« Doch das Volk schenkte den zehn Kundschaftern mehr Glauben als den zweien (4. Mose 13).

Wem schenkst du Glauben? Worauf richtest du deinen Blick? Auf die Hiobsbotschaften um dich herum, auf dein eigenes (Un-)Vermögen, auf die widrigen Umstände? Oder auf Gott? Ich lade dich ein, dir nicht vom Unglauben unserer Tage das Herz beschweren zu lassen, sondern zu glauben und zu vertrauen, dass Gott alle deine Bedürfnisse aus seinem großen Reichtum befriedigt.

Wir ermutigen unsere Kinder, auch für ihre Paten zu beten – dass Gott sie bewahrt, behütet und versorgt, dass ihre Gaben keine Verluste für sie sind, sondern im Gegenteil Gewinn. Denn was wir den Armen schenken, das leihen wir Gott, und Gott bleibt niemandem etwas schuldig. Im Gegenteil, er zahlt jedes Darlehen zurück, und zwar mit Zinsen und Zinseszinsen, wie es sich keine Bank der Welt erlauben kann. Lass uns herzhafte Empfänger der Gnade Gottes werden, aber auch herzhafte Geber.

Die Furcht des Herrn

Wie empfängst du aber nun von Gott? Denn er will dich in seine Herrlichkeit führen, damit er dir das anvertrauen kann, was er schon lange für dich vorbereitet hat. Eine gute Anleitung dafür, wie du dein Leben gestalten sollst, findet sich in Sprüche 3,3-14:

> Gnade und Treue sollen dir nicht verloren gehen. Trage sie wie eine Kette um deinen Hals und schreibe sie dir tief in dein Herz. Dann wirst du freundlich und klug werden und Anerkennung bei Gott und den Menschen finden. Vertraue von ganzem Herzen auf den Herrn und verlass dich nicht auf deinen Verstand. Denke an ihn, was immer du tust, dann wird er dir den richtigen Weg zeigen. Bilde dir nichts auf deine Weisheit ein, sondern fürchte den Herrn und meide das Böse. Das macht dein Leben gesund und du bekommst neue Kraft. Ehre den Herrn mit deinem Besitz und schenke ihm das Beste, was dein Land hervorbringt. Dann werden sich deine Scheunen mit Korn füllen, und deine Fässer von Wein überfließen. Mein Sohn, lehne dich nicht dagegen auf, wenn der Herr dich zurecht-

weist, und lass dich dadurch nicht entmutigen. Denn der Herr weist die zurecht, die er liebt, so wie ein Vater seinen Sohn zurechtweist, an dem er Freude hat. Glücklich ist der Mensch, der Weisheit findet und Einsicht gewinnt! Denn der Nutzen der Weisheit ist größer als der Erwerb von Silber und ihr Gewinn ist wertvoller als Gold.

Die Corona-Pandemie hat uns in den letzten Monaten sehr beunruhigt und in Atem gehalten. Ich denke allerdings: Wenn sie überwunden sein wird, wird wieder etwas anderes kommen und uns Angst machen. So ist das in dieser gefallenen Welt. Doch statt auf das Covid-19-Virus zu schauen, auf all die Sachen, die verwirren und verstören, sollen wir auf Gott und seine Pläne schauen. Er ruft uns in eine Liebesbeziehung zu ihm, sodass wir nah an seinem Herzen sind und keine Furcht mehr haben müssen.

Schon lange ist mir Sprüche 22,4 eine Leitschnur für mein Leben: »Demut und Ehrfurcht vor dem Herrn führen zu Reichtum, Ehre und Leben.« In anderen Übersetzungen heißt es auch: »Der Lohn der Demut ist…« Demut ist also etwas, womit man sich etwas verdienen kann. Sie bedeutet nicht, sich selbst klein zu machen, sondern Gott groß zu machen. Ich bete seit Jahren, dass Gott sich durch mich verherrlicht und dass ich ein Segen für viele werde, aber auch, dass ich Freude habe. Und dieses Gebet erhört er wieder und wieder. Ich bekomme Reichtum, Ehre und Leben, aber nur so, wie *er* es will. Und ich gebe ihm alles wieder zurück.

Ehrfurcht, oder »die Furcht des Herrn«, bedeutet nicht, Angst vor Gott zu haben, sondern dass wir ihn respektieren. Dass er in allem die Vorrangstellung und das Sagen hat. Dass wir ihm mit unserem Leben die Ehre geben. Wie sieht das aus? Was heißt das konkret?

In der Bibel finden wir viele Hinweise darauf, in der Folge möchte ich einige herausgreifen. Zum Beispiel Psalm 34,13-15: »Wollt ihr ein glückliches Leben führen und gute Tage erleben? Dann hütet eure Zunge vor bösen Worten und verbreitet keine Lügen! Wendet euch ab vom Bösen und tut Gutes. Bemüht euch, mit anderen in Frieden zu leben.« Diese Welt wartet auf Menschen, die gesegnet sind und Gutes tun. Wir sollen Frieden suchen und ihm »nachjagen«, wie es in der Übersetzung von Martin Luther heißt. Das ist eine aktive Tätigkeit, die unseren ganzen Einsatz erfordert.

Letztlich geht es in allem um unser Vertrauen – dann werden wir Segen in Fülle erleben:

> So spricht der Herr: »Verflucht sei, wer sich von mir abwendet und sich nur noch auf Menschen oder seine eigene Kraft verlässt. Der ist wie ein kümmerlicher Wacholderstrauch in der Wüste, der versucht, auf salzi-

> gem, unfruchtbarem Boden zu wachsen – er wird nicht viel Glück haben. Aber Segen soll über den kommen, der seine ganze Hoffnung auf den Herrn setzt und ihm vollkommen vertraut.
>
> *Jeremia 17,5-7*

Wichtig ist: Nicht wir sind die Quelle, sondern Gott. Wir müssen uns ihm zur Verfügung stellen, damit er durch uns tun kann, was er geplant hat. Jesus hat auf Erden nur das getan, was er den Vater im Himmel hat tun sehen. Ich versuche, das genauso zu machen. Seit Jahren sage ich jeden Morgen: »Herr, was ist heute unser gemeinsames Abenteuer? Was hast du für uns vorbereitet? Ich möchte in deinen Werken wandeln und deinen Willen hier auf Erden tun.«

Die Furcht des Herrn ist das Geheimnis eines erfüllten Lebens. Das heißt, ich respektiere ihn. Das, was er sagt, ist für mich die Hauptsache und nicht, was die Welt sagt. An seinem Wort richte ich mich aus. Es bestimmt mein Leben, und zwar ohne Wenn und Aber.

»Der HERR zieht ins Vertrauen, die ihn *fürchten*, und sein Bund (dient dazu), sie zu unterweisen« (Psalm 25,14; ELB). Gott geht mit uns und er schenkt uns Erkenntnis. Er hat immer einen Rat für uns. Wir sind seine Freunde und er unterweist uns. Dadurch geht es uns gut und wir leben in unserer Berufung.

> Denn der Engel des Herrn beschützt die, die ihm gehorchen, und rettet sie. Schmeckt und seht, dass der Herr gut ist. Freuen darf sich, wer auf ihn vertraut! Das Volk des Herrn soll mit *Ehrfurcht* vor ihn treten, denn die ihn ehren, haben alles, was sie brauchen. Selbst starke und junge Löwen werden hungrig, aber denen, die auf den Herrn vertrauen, wird es niemals an Gutem fehlen. Meine Kinder, kommt und hört mir zu! Ich will euch lehren, den Herrn ernst zu nehmen.
>
> *Psalm 34,8-12*

Was wir hier lesen, ist eine Zusage. Gott beschützt uns und versorgt uns. Er sendet seine Engel, um über uns zu wachen. Das ist eine Realität. Ich fühle mich immer umgeben von Engeln – Schutzengeln. Und ich bin überzeugt, dass das ganze Werk in Uganda von einer geschlossenen Kette von Engeln umstellt ist. Niemandem wird es gelingen, uns zu schaden, nicht dem Feind, aber auch keinem Mitarbeiter, Kind oder Sponsor. Wir sind Gottes Freunde und er unterweist uns. Abraham wurde Freund Gottes genannt (Jakobus 2,23), als er bereit war, den verheißenen Sohn zu töten – sein Allerliebstes zu geben. Doch Gott verhinderte es, als er sah, dass

Ein Freund Gottes ist man, wenn man alles dem Herrn überlässt.

Abraham bereit war, ihm alles anzuvertrauen. Er bestand den Test.

Ein Freund Gottes ist man, wenn man alles dem Herrn überlässt.

Hier sind ein paar weitere Verheißungen im Zusammenhang mit der Furcht des Herrn:

- »Denn so hoch der Himmel über der Erde ist, so groß ist seine Gnade gegenüber denen, die ihn *fürchten*. Die Gnade des Herrn aber gilt bis in alle Ewigkeit allen, die ihm gehorsam sind. Seine Gerechtigkeit reicht bis zu den Kindern seiner Kinder« (Psalm 103,11.17).
- »*Ehrfurcht* vor dem Herrn ist der Anfang wahrer Weisheit. Klug sind alle, die sich danach richten« (Psalm 111,10).
- »Halleluja! Glücklich ist der Mensch, der *Ehrfurcht* hat vor dem Herrn. Ja, glücklich ist, der sich über seine Gebote freut« (Psalm 112,1).
- »Ich bin der Gefährte aller, die dich *fürchten*, derer, die deine Vorschriften einhalten« (Psalm 119,63; ELB).
- »Was der Gottlose fürchtet, das wird eintreffen, aber die Hoffnungen der *Gottesfürchtigen* werden sich erfüllen. Die *Ehrfurcht* vor dem Herrn verlängert das

Leben, die Jahre der Gottlosen aber werden verkürzt« (Sprüche 10,24.27).

Ich habe einmal irgendwo gehört, dass es medizinisch nachgewiesen ist, dass der menschliche Körper für ein Leben von ca. 120 guten, gesunden Jahren angelegt ist. Dass wir in der Regel deutlich früher sterben, liegt an unserem Lebensstil. Gott möchte, dass wir gesund sind, erfüllt und saftig bis ins hohe Alter.

- »Wer den Herrn achtet, lebt in Sicherheit; er wird auch seinen Kindern eine sichere Zuflucht sein. Die *Ehrfurcht* vor dem Herrn ist eine Leben spendende Quelle; sie rettet vor den Stricken des Todes« (Sprüche 14,26-27).
- »Glücklich ist der, der den Herrn *fürchtet* und auf seinen Wegen geht! So segnet der Herr den, der ihn *fürchtet*« (Psalm 128,1.4).

Gott hat uns alles Wichtige in seinem Wort gesagt. Wenn wir danach leben, werden wir seine Fülle erleben. Ich kann gar nicht in Worte fassen, wie gut es mir geht. Ich sage dauernd: »Lieber Gott, ich habe keine Ahnung, warum du mich so liebst, aber bitte höre nicht auf damit. Ich brauche es.« Und er hört nicht auf, mich zu lieben. Er wird es niemals tun.

Zum Abschluss dieses Kapitels möchte ich dir noch eine geballte Ladung an Zuversicht und Zusagen Gottes mitgeben. Ich liebe Psalm 112, der uns sagt, wie es einem Menschen gehen wird, der Ehrfurcht vor dem Herrn hat:

> Halleluja! Glücklich ist der Mensch, der Ehrfurcht hat vor dem Herrn. Ja, glücklich ist, der sich über seine Gebote freut. Seine Nachkommen werden zu Macht und Ansehen gelangen, die Kinder der Gottesfürchtigen werden gesegnet werden. Sie werden reich werden, und ihre gerechten Taten werden unvergessen bleiben. Selbst in der Finsternis wird es für den Gottesfürchtigen hell. Er ist gnädig, barmherzig und gerecht. Gut hat es, wer großzügig ist und gerne leiht und in allen seinen Geschäften ehrlich ist. Auf ewig wird er niemals taumeln, an einen so gerechten Menschen wird man sich immer erinnern. Er fürchtet sich nicht vor schlechter Nachricht, sondern vertraut fest darauf, dass der Herr für ihn sorgt. Zuversichtlich ist er und furchtlos, denn er wird über seine Gegner triumphieren. Großzügig gibt er dem, der in Not ist. Seine gerechten Taten bleiben unvergessen. Er wird zu großem Ansehen kommen. Der Gottlose wird es sehen und sich ärgern, knirschen wird er mit seinen Zähnen vor Zorn. Denn was die Gottlosen hoffen, das vergeht.

Kannst du an diese Zusagen Gottes glauben? Vergiss nicht, die Voraussetzung dafür ist der Respekt vor Gott. Hast du den? Warum kommst du nicht mit dem Herrn über dieses Thema ins Gespräch? Frag ihn, in welchen Lebensbereichen er noch nicht das Sagen hat. Und dann übergib sie ihm von Neuem und lass ihn dort regieren. Ich sage dir: Es wird sich extrem lohnen!

Es ist so wichtig, dass wir uns regelmäßig mit dem Wort Gottes beschäftigen. Wenn wir so viel Zeit damit verbringen würden wie mit unseren WhatsApp-Nachrichten, würde unser Glaube stark zunehmen, davon bin ich überzeugt. Wir kämen aus dem Halleluja-Sagen gar nicht mehr heraus. Manchmal müssen wir durch schwere Zeiten hindurchgehen, doch wenn wir Gott glauben, ihm vertrauen und auf ihn schauen, werden wir staunen, was Gott alles für die vorbereitet hat, die ihn lieben. Richte dich deshalb nach dem Wort Gottes aus. Warum liest du nicht eine Zeit lang täglich Psalm 91 und Psalm 112? Vermische die Worte in deinem Herzen mit Glauben. Du wirst sehen, es kommt eine neue Dimension an Vertrauen in dein Herz, die durch nichts mehr erschüttert werden kann.

Ich habe bereits im ersten Kapitel den Abschnitt aus der Bergpredigt zitiert, wo es um das Sorgenmachen geht. Schauen wir uns nun einen Vers etwas genauer an: »Trachtet aber zuerst nach dem Reich Gottes und nach seiner Gerechtigkeit! Und dies alles wird euch hinzugefügt werden« (Matthäus 6,33; ELB). Ich glaube, dass darin ein Schlüssel für uns liegt, wie wir ein sorgenfreies Leben führen können. »Zuerst« heißt: an erster Stelle. Nicht: Schau, dass du reich wirst, und dann kannst du Gott vertrauen. Nein, vertraue Gott jetzt, zuerst, an erster Stelle.

Das etwas altmodische »Trachten« bedeutet so viel wie »sich bemühen«, und das ist anstrengend. Wir müssen uns aufmachen, etwas investieren in das, um was es in diesem Leben im Wesentlichen geht. Für mich sind das: Beziehungen. Die Beziehung mit Gott, mit mir selbst, mit meinen Mitmenschen, aber auch die Beziehung mit der Natur und den Tieren. Beziehungen sind Leben.

Es gibt vieles, was Beziehungen heute behindert: Materielles, Ablenkung, Selbstbezogenheit und Egoismus, Kleinlichkeit ... Wir sind so belastet mit vielen Dingen, dass wir das Wesentliche vergessen. Ich glaube, Gott will uns wieder zurück in eine Beziehungswelt führen, wo wir füreinander da sind, wo wir einander ermutigen, wo wir füreinander Zeit haben, wo wir auch einfach wieder genießen können. Die Corona-Krise hat das in mancher Hinsicht bewirkt. Plötzlich war die ganze Familie zu Hause, man konnte während des Lockdowns nicht viel anderes machen, als sich miteinander zu beschäftigen. Ich habe das sehr genossen. Alle meine Kinder waren daheim, wir spielten miteinander, beteten miteinander und hatten eine herrliche Zeit.

Nach was sollen wir zuerst trachten? Nach dem Reich Gottes. Was ist damit gemeint? Letztlich geht es in jedweder Situation immer um das Gleiche: Vertrauen. Wenn du das Reich Gottes baust, dann lebst du im vollen Vertrauen auf Gott und tust jeden Tag, was er dir zeigt. Du tust nicht, was du willst, sondern fragst: »Herr, was werden wir heute zusammen erleben?« Und dann lässt du dich von ihm führen, lässt dich von ihm leiten, hörst auf ihn und tust, was er dir sagt. Du wirst staunen, wie deine Tage von Freude, Kraft, Liebe und lebenswerten Erfahrungen erfüllt werden.

> *Wenn du das Reich Gottes baust, dann lebst du im vollen Vertrauen auf Gott und tust jeden Tag, was er dir zeigt.*

Das alles ist nicht kompliziert, sondern im Gegenteil höchst einfach. Du darfst wie ein Kind auf ihn schauen und einfach das tun, was du ihn tun siehst.

»Führung« heißt auf Englisch übersetzt »guidance«, und im hinteren Teil dieses Wortes steckt »dance«, also »tanzen«. Vorne bleibt »gui« übrig – die Anfangsbuchstaben von »God, you and I« (Gott, du und ich). Man könnte also sagen, dass Führung bedeutet: »Gott, du und ich, wir beide tanzen.« Und ich finde das sehr passend. Gott möchte wirklich mit uns durchs Leben tanzen.

Beim Tanzen ist es ganz wichtig, dass einer führt und der andere sich führen lässt. Ansonsten klappt es nicht, man zerrt aneinander oder tritt einander auf die Füße. Gott ist dein Tanzpartner. Lässt du dich führen? Bleibst du in seinen Armen? Vertraust du ihm? Darf er die Musik aussuchen? Darf er die Geschwindigkeit und den Rhythmus bestimmen? Darf er den Weg wählen, den er dich führen will? Es gibt nichts Schöneres als ein Leben, das hundertprozentig Gott anvertraut ist. Wie es Matthäus 6,33 verspricht, wird uns dann alles andere zufallen. Lass dich auf das Abenteuer des hundertprozentigen Vertrauens auf Gott ein!

Das Gesetz des Gebens und Empfangens

> Und was für ein Unterschied zwischen der Sünde und Gottes überwältigendem Geschenk der Vergebung. Denn wenn der eine Mensch, Adam, durch seine Sünde vielen den Tod brachte, um wie viel größer ist dann das Geschenk Gottes, seine Vergebung, das der andere Mensch, Jesus Christus, so vielen brachte.
>
> *Römer 5,15*

Hast du das Gefühl, dass sich in letzter Zeit eine schwierige Situation in deinem Leben an die andere reiht? Dass du einen Verlust nach dem anderen hinnehmen musst? Wenn du mitten in einer Pechsträhne steckst und jemanden brauchst, der dir sagt, wie du wieder herauskommst, dann wende dich an Gott. Er ist der Experte bezüglich solcher Sachen. Er hat mehr Verluste erlitten als irgendjemand sonst auf dieser Welt. Denk einmal darüber nach: Er verlor Luzifer, seinen hochgestelltesten, gesalbtesten Engel. Als Luzifer fiel, verlor er auch ein Drittel seiner übrigen Engel.

Dann verlor er den Mann und die Frau, die er geschaffen hatte und denen er sich mit aller Liebe zugewandt hatte. Und weil er ihnen die Herrschaft über die Erde gegeben hatte, verlor er mit ihnen auch die Erde. Und so ging es weiter. Doch trotz allem ist Gott kein Verlierer. Er ist der größte Gewinner aller Zeiten. Weißt du, warum? Weil er weiß, wie man das Verlorene zurückholt. Weil er weiß, wie man das Gesetz des Gebens und Empfanges anwendet: »Gebt, und ihr werdet bekommen. Was ihr verschenkt, wird anständig, ja großzügig bemessen, mit beträchtlicher Zugabe zu euch zurückfließen. Nach dem Maß, mit dem ihr gebt, werdet ihr zurückbekommen« (Lukas 6,38).

Das ist das kraftvolle Prinzip, welches Phasen, in denen wir immer nur zu verlieren scheinen, durchbricht. Gott hatte jede nur erdenkliche Möglichkeit zur Verfügung, das Verlorene wieder zurückzuerlangen. Er hatte alle Weisheit und Macht, doch für was entschied er sich? Für das Geben. Er gab das Unersetzbarste, was er hatte, nämlich seinen einzigen Sohn. Dann verband er dieses Geschenk mit seinem Glauben, und als das Gesetz des Gebens und Empfangens durch Jesus erfüllt war, erhielt der allmächtige Vater nicht nur seinen eingeborenen Sohn zurück, sondern dazu noch Millionen anderer Söhne und Töchter. Gehörst du auch dazu?

Ich möchte dich ermutigen: Verzweifle nicht an deinen Verlusten, wie auch immer sie aussehen mögen. Reagiere stattdessen so auf sie, wie auch Gott es tut und schon immer getan hat. Gib und setze damit das machtvollste Prinzip des Universums in Gang, auf dass es für dich wirksam werde.

Aber wenn ihr mir nicht einmal glaubt, wenn ich euch von Dingen erzähle, die hier auf Erden geschehen, wie werdet ihr mir dann glauben können, wenn ich euch sage, was im Himmel geschieht? Es ist noch nie jemand in den Himmel hinaufgestiegen, bis auf den Menschensohn, der vom Himmel herab auf die Erde gekommen ist. Und wie Mose in der Wüste die Bronzeschlange auf einem Pfahl aufgerichtet hat, so muss auch der Menschensohn an einem Pfahl aufgerichtet werden, damit jeder, der glaubt, das ewige Leben hat. Denn Gott hat die Welt so sehr geliebt, dass er seinen einzigen Sohn hingab, damit jeder, der an ihn glaubt, nicht verloren geht, sondern das ewige Leben hat. Gott sandte seinen Sohn nicht in die Welt, um sie zu verurteilen, sondern um sie durch seinen Sohn zu retten. Wer an ihn glaubt, wird nicht verurteilt. Wer aber nicht an ihn glaubt, ist schon verurteilt, weil er nicht an den Namen des einzigen Sohnes Gottes geglaubt hat. Und so vollzieht sich das Gericht: Das Licht ist vom Himmel in die Welt gekommen, aber sie liebten die Dunkelheit mehr als das Licht, weil ihre Taten böse waren. Sie hassen das Licht, weil sie im Dunkeln Böses tun. Sie bleiben dem

Licht fern, weil sie Angst haben, dass ihre Taten aufgedeckt werden. Wer sich aber nach der Wahrheit ausrichtet, tritt ans Licht und jeder kann sehen, dass er in Verantwortung vor Gott handelt.

Johannes 3,12-21

Gott gab sein Allerkostbarstes: seinen Sohn. Jesus verließ die Herrlichkeit des Himmels, um für seine Braut – also uns – den Brautpreis auf Erden zu bezahlen. Wir können uns gar nicht vorstellen, was er verlassen hat. Und ich hoffe so sehr, dass ihn dieser Schritt glückselig macht. Also dass wir als Braut so schön sind, wie er sich das wünscht. Dass wir ihm so dienen, wie er es verdient.

Gott möchte uns segnen ohne Ende, aber wir müssen dazu die richtigen Entscheidungen treffen.

Letztlich liegt es an uns, ob wir geben oder nicht. Die vielen großen und kleinen Entscheidungen des Alltags spielen dabei eine große Rolle und sind extrem wichtig. Gott möchte uns nämlich segnen ohne Ende, aber wir müssen dazu die richtigen Entscheidungen treffen. Schon oft habe ich erlebt, dass ich den Eindruck hatte, etwas hergeben zu sollen – und natürlich fiel mir das unendlich schwer. Aber wenn ich gehorsam war, habe ich jedes Mal unendlich viel mehr zurückbekommen.

Zweimal hat Gott zu mir schon gesagt, ich solle mein Auto verschenken. Das fiel mir nicht leicht, denn ich war erst einmal wieder auf das Fahrrad angewiesen. Doch beide Male habe ich später etwas viel Besseres bekommen.

Mein Traum war es auch, meinen Ruhestand in Amerika zu verbringen. Ich hatte bereits ein Grundstück; der Bauplan für einen Bungalow lag mir bereits vor. Doch dann hat Gott alle meine Pläne durchkreuzt. Heute bin ich extrem dankbar, dass es nicht so gekommen ist. Ich möchte unter keinen Umständen mehr in Amerika leben und bin so dankbar, dass ich in Afrika sein darf. Damals war es allerdings sehr schlimm für mich. Ich war richtiggehend sauer auf Gott, habe mit ihm geschimpft, war traurig und verzagt. Ich glaubte, dass Gott mich beschnitt. Das hat er in gewisser Weise auch, aber nur, um etwas Besseres freizusetzen. Das kann ich heute sehen und ich darf die Früchte ernten.

Als mein Mann Herbert starb, war sein Verlust extrem schwer für mich zu verkraften. Zu seinen Lebzeiten, als klar war, dass er nicht mehr lange zu leben haben würde, sagte ich ihm, dass ich mit ihm sterben wollte. Er antwortete: »Gott ist mit mir fertig. Ich habe alles bekommen, was ich mir je gewünscht habe. Aber mit dir ist er noch nicht fertig, Maria. Du schaust auf Jesus, der macht keine Fehler. Er wird dir starke Männer und Frauen an die Seite stellen und du machst weiter.« Das ist nun 30 Jahre her. Seither gebe ich mich in das Werk hinein, das immer größer wird. Aber nicht ich bin die Leiterin, sondern Gott.

Ich glaube, dass diese Welt extrem konsumsüchtig ist. Die Menschen leben nach dem Motto: Alles muss mich befriedigen. Alles muss mir das geben, was ich will. Alles muss überall und jederzeit verfügbar sein. Und wir Christen sind von dieser Entwicklung nicht ausgenommen. Ja, wir übertragen dieses Denken sogar manchmal auf unseren Glauben: Gott muss uns das geben, was wir wollen, wann wir es wollen. Doch der Herr hat andere Pläne für uns. Er richtet unser Herz wieder auf die Dinge aus, die wirklich wichtig sind. Er will wieder das Zentrum sein. Er will alles für uns sein, denn er ist ein eifersüchtiger Gott. Wenn wir uns ihm jedoch voll und ganz hingeben, gibt er uns alles, was wir brauchen, ja sogar noch mehr. So verspricht es sein Wort, zum Beispiel in 2. Korinther 9,8: »Er wird euch großzügig mit allem versorgen, was ihr braucht. Ihr werdet haben, was ihr braucht, und ihr werdet sogar noch etwas übrig behalten, das ihr mit anderen teilen könnt.« Oder auch in Johannes 10,10: »Ich aber bin gekommen, um ihnen das Leben in ganzer Fülle zu schenken.«

> *Wenn wir uns dem Herrn jedoch voll und ganz hingeben, gibt er uns alles, was wir brauchen, ja sogar noch mehr.*

Gott ist ein guter Gott. Er ist der beste Vater, den es gibt. Und er liebt uns über alles, aber er hasst die Sünde. Deshalb korrigiert er uns, erzieht uns. Das ist nicht immer angenehm, aber wenn wir diesen Überfluss in ihm erleben wollen, dann müssen wir da hindurch. Dabei dürfen wir darauf vertrauen, dass das, was Gott uns gibt, niemals etwas Schlechtes ist:

> Ihr Eltern – wenn euch eure Kinder um ein Stück Brot bitten, gebt ihr ihnen dann stattdessen einen Stein? Oder wenn sie euch um einen Fisch bitten, gebt ihr ihnen eine Schlange? Natürlich nicht! Wenn ihr, die ihr Sünder seid, wisst, wie man seinen Kindern Gutes tut, wie viel mehr wird euer Vater im Himmel denen, die ihn darum bitten, Gutes tun.
>
> *Matthäus 7,9-11*

Ja, unser himmlischer Vater ist noch viel besser als unser irdischer. Wenn selbst ein guter irdischer Vater will, dass es seinen Kindern gut geht, dass sie geliebt und erfolgreich sind – wie viel mehr wird es dann unser Vater im Himmel wollen?!

Doch warum erleben nur so wenige Menschen diesen segnenden Gott? Was ist der Schlüssel dafür, um in den Strom des Segens zu kommen? Es ist der Glaube. Dass wir uns mit ganzem Herzen nach ihm ausstrecken: »Ihr seht also, dass es unmöglich ist, ohne Glauben Gott zu gefallen. Wer zu ihm kommen möchte, muss glauben, dass Gott existiert und dass er die, die ihn aufrichtig suchen, belohnt« (Hebräer 11,6). Gott verspricht, dass er die belohnen wird, die ihn suchen und lieben. Wenn wir an ihn glauben, ihm vertrauen, wird er den Segensstrom freisetzen.

Als meine Tochter Angel zwei Jahre alt war, stand eine längere Reise nach Europa an, wo ich an verschiedenen Orten predigen sollte. Am Tag unserer Abreise versammelten wir uns mit all unseren Mitarbeitern in der Kapelle. Wir standen um unseren Gebetstisch herum und beteten, dass Gott uns mit allem versorgen würde, was wir brauchten. Plötzlich spürte ich, wie etwas in meine Hand gelegt wurde. Ich öffnete die Augen und sah, dass es sich um den Schlüssel unseres Hauses handelte. Angel hatte ihn vom Tisch genommen, wo ich ihn abgelegt hatte, und mir gegeben. Sofort fragte ich Gott: »Herr, willst du mir etwas damit sagen? Sprichst du zu mir?«

Er antwortete darauf: »Ja, der Schlüssel zum Leben liegt in deiner Hand.«

Und das stimmt. Mein ganzes Leben lang habe ich erfahren, dass der Schlüssel zum Segen wirklich in meiner Hand liegt. Und das gilt auch für dich. Wenn du Gottes Anweisungen erfüllst, wenn du ihm glaubst, dass er von Herzen gut ist und zu seinen Verheißungen steht, dann wirst du erfahren, dass er dich segnen möchte. Und dieser Schlüssel zum Leben hat etwas mit Geben zu tun. Wie das konkret aussehen kann, will ich im Folgenden mit dir teilen.

Der Zehnte

Der Zehnte ist einer der Schlüssel, der dir wirklich die Pforten des Himmels öffnet. Es regnet so viel Segen auf dich herab, dass du gar nicht mehr weißt, wohin damit. Es ist ein absolut biblisches Prinzip, das wir in Maleachi 3,7-12 finden:

> »Wie eure Väter habt ihr meine Gebote nicht gehalten und ihnen nicht gehorcht. Kehrt um zu mir, dann werde ich mich auch euch zuwenden«, spricht der allmächtige Herr. »Doch ihr fragt: ›Warum sollen wir umkehren?‹ Darf ein Mensch Gott betrügen? Ihr habt mich betrogen! Und dann fragt ihr noch: ›Womit sollen wir dich betrogen haben?‹ Mit dem Zehnten und den Abgaben. Ihr seid verflucht, denn das ganze Volk hat mich betrogen. Bringt den kompletten zehnten Teil eurer Ernte ins Vorratshaus, damit es in meinem Tempel genügend Nahrung gibt. Stellt mich doch damit auf die Probe«, spricht der allmächtige Herr, »ob ich nicht die Fenster des Himmels für euch öffnen und euch mit unzähligen Segnungen überschütten werde! Euretwegen werde ich den Fresser bedrohen, damit

er euch nicht mehr um eure Ernte bringt und damit der Weinstock auf dem Feld wieder Früchte trägt«, spricht der allmächtige Herr. »Dann werden euch alle Völker beglückwünschen, denn euer Land wird ein Land sein, das Gott gefällt«, spricht der allmächtige Herr.

Als ich noch in Europa lebte, ärgerte ich mich sehr darüber, dass der Staat regelmäßig die Kirchensteuer einzog. Es war zwar in Österreich nur ungefähr ein Prozent meines Einkommens, aber mir gefiel es überhaupt nicht, dass man mir vorschrieb, wie viel ich für die Kirche zu geben hatte. Konnte ich das nicht selbst entscheiden? Als ich dann nach Amerika zog, war ich so dankbar, dass ich dem Kirchenbeitrag entronnen war. Doch schon zwei Sonntage nach meiner Ankunft saß ich in einem Gottesdienst, in dem eine Predigt über den Zehnten gehalten wurde. Ich war entsetzt, denn ich hatte das Gefühl, dass ich vom Regen in die Traufe gekommen war. Die Kirchensteuer hatte ja nur ein Prozent betragen, jetzt aber ging es plötzlich um zehn Prozent. Da sprach der Herr zu mir: »Du wolltest ja alles freiwillig tun. Jetzt hast du die freie Wahl. Zehn Prozent von allem gehört mir – willst du mir es geben oder nicht?«

Damals arbeitete ich in einem Hotel als Büromanagerin und wir bekamen nur den Mindestlohn. Die Jobs waren so begehrt, dass mein Chef jederzeit andere Leute finden konnte, die für das niedrige Gehalt arbeiten wollten, sodass Erhöhungen nicht vorgesehen waren. Ich kämpfte einige Wochen mit dem Entschluss, weil ich mit dem, was ich verdiente, kaum meine Lebenshaltungskosten decken konnte. Deshalb diskutierte ich mit Gott: »Ich will doch ein verantwortungsvoller Mensch sein und meine Rechnungen bezahlen. Wenn ich den Zehnten gebe, dann ist mir das nicht mehr möglich. Willst du das wirklich?«

Doch die Worte des Herrn wurden immer drängender: »Bringt den kompletten zehnten Teil eurer Ernte ins Vorratshaus, damit es in meinem Tempel genügend Nahrung gibt. Stellt mich doch damit auf die Probe.« Gerade dieses »Stellt mich auf die Probe« sprang mich an. Ich kenne keine andere Bibelstelle, in der wir sogar dazu aufgefordert werden, Gott zu prüfen, um zu sehen, ob er dann die Fenster des Himmels aufmacht und uns mit Segnungen überschüttet. Es hat mich sehr bewegt, dass dieser Gehorsamsschritt offensichtlich so viel auslösen kann.

Ich entschloss dann, im Glauben den Zehnten zu geben, doch kämpfte ich zunächst noch mit mir, ob ich ihn vom Brutto- oder Nettogehalt geben sollte. Bald hatte ich den Eindruck, dass Gott mir sagte: »Willst du den Brutto- oder Netto-Segen haben?« Natürlich habe ich mich für den Brutto-Segen entschieden und von meinem Bruttogehalt gegeben.

Wie bei allem, was wir säen, können wir die Ernte nicht am nächsten Tag erwarten. Es dauert manchmal Monate oder auch Jahre, bis wir den Segen Gottes erleben. Manchmal wird er auch erst im Rückblick für uns sichtbar. Ich bekam zum Beispiel plötzlich ein wunderschönes Haus zu einem lächerlichen Mietpreis angeboten. Ein Ehepaar hatte es gebaut, um nach der Pensionierung darin zu leben. Der Mann starb jedoch vorzeitig und die Frau kam in ein Altersheim, sodass die Kinder es vermieten mussten. Es lag am Rande des Nationalparks der Great Smoky Mountains in Tennessee und die gesamte Miete für ein vollständiges Haus mit vier Schlafzimmern, zwei Badezimmern und einem riesigen Garten betrug 100 Dollar im Monat. Als ich bereit war, den Zehnten meiner Bruttoeinnahmen Gott zu geben, geschahen Wunder um Wunder. Auch heute noch habe ich einen Dauerauftrag auf meinem Konto eingerichtet. Wenn der Zehnte direkt am Anfang des Monats automatisch abgeht, habe ich das Geld ja quasi nie wirklich gehabt. Ich merke es daher gar nicht mehr richtig. Mir tut dieser »Verlust« nicht weh, denn mein Besitz gehört Gott und ich will kein Dieb sein.

Nimm den Herrn beim Wort. Er ist treu, und was er verheißen hat, hält er.

Wie sieht es bei dir in Bezug auf den Zehnten aus? Bist du schon in den Segensstrom Gottes eingetaucht oder zögerst du noch? Was hält dich davon ab, Gott das zu geben, was ihm gehört? Ich ermutige dich: Nimm den Herrn beim Wort. Er ist treu, und was er verheißen hat, hält er.

Gott gibt uns viele verschiedene Gelegenheiten und Möglichkeiten, großzügige Geber zu sein. Ich bete, dass du von einem Konsumenten zu einem herzhaften Geber wirst und dadurch die Freude am Herrn erlebst – die Freude, wie Gott dich segnet und selbst in den schwierigsten Situationen versorgt.

Das Hotel, in dem ich arbeitete, lag in einem beliebten Touristenort und war sehr schön, weshalb auch viele reiche Leute dorthin kamen. Zu manchen Stammgästen entwickelte ich mit der Zeit richtig freundschaftliche Beziehungen. Darunter waren Damen aus New York und Chicago, die plötzlich auf mich zukamen und mir sagten: »Maria, ich glaube, du hast die gleiche Figur wie ich. Kann ich dir alle meine Kleider bringen, die ich nicht mehr trage? Denn eigentlich kann ich jedes meiner Kleider nur zwei- oder dreimal anziehen.« Wunderbarerweise passten mir die Sachen wie angegossen und ich lief dann also mit Designerkleidung aus New York und Chicago herum.

Mein Gehalt hätte damals auch nicht dafür gereicht, eine Reise in meine Heimat Europa zu unternehmen. Ich hatte immer wieder Heimweh, sagte mir aber: »Tja, Europa werde ich wahrscheinlich nie mehr wiedersehen.« Doch dann kamen einige Freunde auf mich zu und meinten: »Maria, wir wollen eine Reise nach Europa machen. Du wärst die ideale Reiseleiterin für uns. Du darfst die Ziele aussuchen, du kennst dich ja am besten aus. Führ uns dahin, wo du willst. Wir wollen auch deine Familie kennenlernen und natürlich bezahlen wir alles.« Ich habe auf diese Weise wunderbare Europareisen gemacht und es hat mich keinen Euro gekostet.

Ich habe Gott mit dem Zehnten auf die Probe gestellt – und er hat sie definitiv bestanden. Ja, noch mehr als das. Er hat mich immer wieder überrascht und mir mehr zurückgegeben, als ich mir hätte vorstellen können. Willst du ihn auch auf die Probe stellen?

Ein großzügiger Geber werden

Ich predige sehr regelmäßig über das Prinzip des Zehnten. Immer wieder kommen Leute nach meinen Vorträgen auf mich zu und meinen, dass das ja im Alten Testament stünde. »Ist das nicht überholt?«, fragen sie mich. Doch es gibt dazu auch eine Stelle im Neuen Testament:

> Euch Schriftgelehrten und Pharisäern wird es schlimm ergehen. Ihr Heuchler! Sorgfältig achtet ihr darauf, auch noch vom geringsten Teil eures Einkommens den zehnten Teil abzugeben, doch um die wahrhaft wichtigen Dinge des Gesetzes wie Gerechtigkeit, Barmherzigkeit und Glauben kümmert ihr euch nicht. Ihr sollt den Zehnten geben, gewiss, aber ihr dürft die viel wichtigeren Dinge darüber nicht vernachlässigen.
>
> *Matthäus 23,23*

Jesus bestätigt die Stelle aus Maleachi also. Gleichzeitig macht er deutlich, dass es beim Geben um eine Herzenshaltung geht. Es ist nicht allein damit getan, kleinlich abzuzählen, ob man jetzt genau zehn Prozent gegeben hat oder nicht, sondern eigentlich ist der Zehnte erst der Anfang. Jesus betont, dass wir die Gerechtigkeit, die Barmherzigkeit und den Glauben nicht vernachlässigen dürfen.

Hier in der westlichen Welt sind wir sehr gesegnet. Wir gehören den Statistiken nach zu den reichsten Menschen der Welt. Das ist eine Tatsache – ob dir das nun so vorkommt oder nicht. Aber was tun wir damit? Oftmals horten wir den Reichtum nur für uns. Doch Gott segnet uns, damit wir ein Segen für die Armen, die Waisen, die Witwen und unsere Gemeinden sein dürfen. Ich glaube, wenn wir anfangen, die Lasten Gottes zu tragen, dann wird Gott auch unsere Lasten tragen.

Was sind die Lasten Gottes, was liegt ihm am Herzen? Wenn wir in die Bibel schauen, dann sehen wir, dass das die Armen, die Witwen und die Waisen sind, es ist Israel, die Einheit im Leib Christi, es sind die Verlorenen. Zunächst einmal sollen wir für sie beten. Das kann wirklich jeder tun. Und dann sollen wir uns natürlich auch um sie kümmern, uns mit unseren Gaben und Fähigkeiten, aber auch mit unserem Geldbeutel investieren.

Jahrelang war ich sehr stark in den Gefängnissen von Uganda engagiert. Besonders mit den Todeskandidaten verbrachte ich viel Zeit. Nach meinen Einsätzen dort, wenn ich aus den großen Toren lief, schwebte ich stets wie auf Wolke 7. Das wunderte mich etwas und ich fragte den

Herrn, ob da etwas bei mir nicht in Ordnung war. Wie konnte ich so glücklich sein, wo ich doch gerade Zeit mit Menschen verbracht hatte, die hingerichtet werden sollten? Doch Gott antwortete mir: »Du warst nicht nur bei ihnen, du warst bei mir. Du hast mich besucht.« Da fiel mir die Bibelstelle aus Matthäus 25,35-40 ein. Ja, genau so stand es in Gottes Wort:

> »Denn ich war hungrig, und ihr habt mir zu essen gegeben. Ich war durstig, und ihr gabt mir zu trinken. Ich war ein Fremder, und ihr habt mich in euer Haus eingeladen. Ich war nackt, und ihr habt mich gekleidet. Ich war krank, und ihr habt mich gepflegt. Ich war im Gefängnis, und ihr habt mich besucht.«
>
> Dann werden diese Gerechten fragen: »Herr, wann haben wir dich jemals hungrig gesehen und dir zu essen gegeben? Wann sahen wir dich durstig und haben dir zu trinken gegeben? Wann warst du ein Fremder und wir haben dir Gastfreundschaft erwiesen? Oder wann warst du nackt und wir haben dich gekleidet? Wann haben wir dich je krank oder im Gefängnis gesehen und haben dich besucht?«
>
> Und der König wird ihnen entgegnen: »Ich versichere euch: Was ihr für einen der Geringsten meiner Brüder und Schwestern getan habt, das habt ihr für mich getan!«

Seit mir dieser Zusammenhang klar geworden ist, empfinde ich es als Vorrecht, Zeit mit den Schwachen, Armen, Todgeweihten, Hungrigen, Benachteiligten zu verbringen. Denn es ist auch exklusive Zeit mit Jesus! Ich fühle mich so beschenkt von ihm, aber ich bin auch bereit, alles für ihn zu geben. In Sprüche 19,17 heißt es nämlich: »Wer dem Armen hilft, leiht dem Herrn – und er wird ihm zurückgeben, was er Gutes getan hat!« Ist es nicht ein Privileg, Gott etwas leihen zu dürfen? Also ich will mir das nicht entgehen lassen.

Dabei geht es darum, zu geben, ohne etwas zurückzuverlangen oder zu fordern. Einfach zu geben, weil Jesus uns die Gelegenheit gibt. Denn Geben ist seliger als nehmen (Apostelgeschichte 20,35). Dazu fällt mir eine Geschichte ein: Ein Mann kam in den Himmel und empfing von Petrus den Schüssel zu seinem Haus. Als er dort angekommen war und die Tür öffnen wollte, gelang es ihm nicht. Sie klemmte, er bekam sie einfach nicht auf. Etwas empört ging er zurück zu Petrus und berichtete ihm von seinem Problem. Dieser ging mit ihm und probierte es selbst. Auch er bekam die Tür nicht auf, aber als er durch eines der Fenster hineinblickte, erkannte er, was die Ursache war: »Das ist ja kaum zu glauben!«, rief er aus. »Dein Haus ist voll mit all den Gaben, die Gott dir schenken wollte, und all den Aufträgen, die er für dich auf Erden vorbereitet hatte, aber du hast sie nie abgeholt oder ausgeführt. Nun lagern sie hier und verstopfen dein Haus.«

Also ich möchte zu einem leeren Haus in den Himmel kommen – aber mein himmlisches Bankkonto soll vor Einzahlungen nur so strotzen. Gott hat mir jeden Tag gute Werke vorbereitet, damit ich darin wandele. Kein einziges von ihnen möchte ich verpassen.

Ich erlebe tagtäglich, wie Gott mein Geben segnet. Bisher haben wir, wie schon erwähnt, über 16 000 Kindern in Afrika eine Schulbildung ermöglicht. Wir haben Schulen, Kindergärten, Waisenhäuser, Krankenhäuser, ein Hotel gebaut, dazu Mitarbeiterwohnungen. Das kostet unglaublich viel Geld. Doch ich tue immer nur, was der Herr mir aufträgt. Ich sage stets zu ihm: »Wenn du das möchtest, bin ich dafür bereit, aber du musst es auch bezahlen.« Und er hat bisher alles bezahlt. Wir schwimmen nicht in Geld, wir haben keinen Überfluss, aber wir bekommen immer das, wozu uns Gott den Auftrag gibt. Und dafür bin ich sehr, sehr dankbar.

Ich tue immer nur, was der Herr mir aufträgt.

Seit 25 Jahren erhalte ich kein Gehalt mehr. Ich fühle mich so beschenkt zu erleben, wie Gott mich segnet und versorgt. Und ich denke, dass auf diese Weise auch andere erkennen können: Wer gibt, dem bleibt Gott nichts schuldig. Man bekommt so viel zurück. Ich staune jeden Tag, was der Herr alles tut. Dass ich so gesund, so voller Energie und Freude bin, dass ich in »vorgerückter Jugend« noch eine Familie bekommen habe, dass ich auf der ganzen Welt Freunde habe, dass ich Menschen das Leben verschönern darf – all das ist eine so große Gnade. Und es ist solch ein Geschenk zu wissen, dass Leute durch mich etwas mehr Hoffnung bekommen. Weil Gott mich gebraucht.

Das möchte Gott auch mit dir tun. Fang deshalb an, ein herzhafter Geber zu werden – und da geht es nicht nur um Geld! Es bedeutet auch, dass du dich selbst gibst. Dass du auf die Menschen eingehst, ihnen zuhörst, für sie betest, ihnen Hilfestellung gibst usw.

Meine Mutter war eine sehr weise Frau und sie gab mir einen Satz mit auf den Weg, der mir schon häufig sehr half. Sie sagte: »Maria, wo du Not hast, da fang an zu geben. Vielleicht ist heute jemand noch einsamer als du. Bete und schau, wer das sein könnte.« Ich habe diesen Rat beherzigt. Wenn ich mich einsam fühlte, betete ich und bat Gott, mir jemanden zu zeigen, der noch einsamer war als ich. Und das tat er. Ich rief die Person daraufhin an und verabredete mich mit ihr zum Spazierengehen oder auf einen Kaffee. Am Abend wunderte ich mich immer, weil von der Einsamkeit nichts mehr geblieben war. Stattdessen fühlte ich mich reich beschenkt.

Gib und du wirst empfangen. Und gib da, wo du selbst Not hast. Wenn du denkst, dass keiner dich schätzt, dann fang an, andere zu loben und zu ermutigen. Wenn du gerne Blumen bekommen würdest, dann schenke jemand anderem einen Strauß. Fang an, dort zu geben, wo du selbst ein Bedürfnis hast, und du wirst sehen, wie Gott dein Leben reich macht. Du bist dann auf einer heißen Spur zu einem Leben der Fülle.

Was Habgier bewirkt

Wenn wir über das Thema Geben als Schlüssel zum Segen Gottes nachdenken, müssen wir uns auch dem Gegenteil zuwenden: der Habgier. Wenn ich mir die Welt anschaue, macht es mich traurig, wie raffgierig die Menschen geworden sind. Es geht immer nur darum, noch mehr zu bekommen, nie ist man zufrieden.

Das Wort Gottes sagt uns dazu: »Ihr könnt sicher sein, dass kein unzüchtiger, unreiner oder habgieriger Mensch je das Reich Christi und Gottes miterben wird. Denn ein Habgieriger ist nur ein Götzendiener, der weltliche Dinge anbetet« (Epheser 5,5).

Gott möchte, dass wir alles aus seiner Hand empfangen. Wenn wir uns zuerst nach ihm ausstrecken, wird er uns wirklich alles geben, was wir brauchen. Es gibt für Christen überhaupt keine Grundlage dafür, nach etwas anderem »gierig« zu sein als nur nach Gott allein. Im Gegenteil, Habgier ist schädlich und hat gravierende Folgen:

- Unglück für die Familie: »Unehrlich erworbener Besitz stürzt ganze Familien ins Unglück, aber wer sich nicht bestechen lässt, wird leben« (Sprüche 15,27).

- Enttäuschung: »Wer am Geld hängt, wird davon nie genug kriegen, und wer den Wohlstand liebt, wird immer von der Gier nach mehr getrieben werden. Auch dies alles ist so sinnlos!« (Prediger 5,9).
- Spott: »Wer Reichtum erwirbt, indem er lügt und betrügt, ist wie ein Rebhuhn, das Eier ausbrütet, die es nicht gelegt hat: Mitten im Leben wird er seine Schätze wieder verlieren, und am Ende steht er da wie ein Narr« (Jeremia 17,11).
- Trennung von Gott: »Denn die Liebe zum Geld ist die Wurzel aller möglichen Übel; so sind manche Menschen aus Geldgier vom Glauben abgewichen und haben sich selbst viele Schmerzen zugefügt« (1. Timotheus 6,10).
- Anklage: »Euer Gold und Silber ist wertlos geworden wie verrostetes Eisen. Und dieser Rost wird als Beweis gegen euch dienen und euch anklagen am Tag des Gerichtes. Warum habt ihr euch nur darum gekümmert, Reichtümer zu sammeln in diesen Zeiten?« (Jakobus 5,3).
- Not: »Wer seine Ohren vor den Bitten der Armen verschließt, dem wird auch nicht geholfen werden, wenn er selbst in Not ist« (Sprüche 21,13).

Habgier ist *das* riesige Problem dieser Welt. Die Liebe zum Geld schleicht sich in so viele Zusammenhänge ein und vergiftet Beziehungen, zerstört Leben. Leider muss ich das gerade auch am eigenen Leib erfahren. Denn es gibt Menschen, die sich an mich halten, nur um etwas von mir zu bekommen. Doch Gott bringt derzeit Licht in das Dunkel und offenbart, wo mich jemand belogen und betrogen hat. Er deckt Lügen auf, wie ich es noch nie erlebt habe. Für mich ist das sehr schmerzhaft und ich bin von einigen meiner Mitarbeiter schwer enttäuscht. Doch es macht mir auch ganz deutlich bewusst, was Jesus auf dieser Welt mitgemacht hat. Wie wenige Menschen ihn um seinetwillen geliebt haben und auch heute noch lieben, sondern um dessentwillen, was sie durch ihn bekommen konnten und können. Am Kreuz waren nur noch drei Personen bei ihm: seine Mutter, Johannes und eine Prostituierte. Gott siebt jetzt gerade meine Mitarbeiter durch und zeigt mir die, die bei mir sind, damit dieses Werk Gott verherrlicht und ein Segen für die Menschen wird. Aber er sortiert auch aus und führt die weg, die nur hier sind, um zu schauen, wie viel sie für sich persönlich herausholen können.

In Jesaja 26,10 heißt es: »Erfährt dagegen ein Böser Gnade, lernt er daraus nicht, was Gerechtigkeit ist. Er wird selbst in einem Land, in dem Gerechtigkeit zählt, weiterhin Unrecht tun und die Herrlichkeit des Herrn verachten.« Ich muss mich also leider von Mitarbeitern trennen, weil sie nicht umkehren wollen. Weil sie letztlich von Habgier und nicht vom Geist Gottes geleitet sind. Der Herr führt sie von uns weg, so schmerzhaft das ist.

Prüfe dich doch einmal sehr ernsthaft, wie es dir in Bezug auf Habgier geht. Wo fällt es dir schwer zu teilen? Wann bist du knauserig? Rechnest du immer auf oder kannst du wirklich großzügig geben, ohne eine Gegenleistung zu erwarten? Inwieweit spielt es in deiner Beziehung zu Gott eine Rolle, ob du etwas von ihm bekommen kannst? Hast du eine der oben genannten Folgen der Habgier bereits erlebt? Entscheide dich heute, anders zu leben. Gib Gott dein Herz und bitte ihn, dich zu verändern. Und dann gib und schau, was passiert.

Geld ist ein guter Diener, aber ein sehr schlechter Meister.

Ein von mir sehr geliebter Bibelvers ist der folgende: »Wer dem Armen gibt, dem wird es an nichts fehlen. Wer aber die Augen vor der Armut verschließt, wird verflucht sein« (Sprüche 28,27). Das versuche ich tagtäglich zu beherzigen und danach zu leben.

Keiner kommt ohne Geld aus. Wir alle brauchen es zum Leben. Geld an sich ist auch nicht schlecht, wohl aber die Gier nach Geld und die Korruption. Geld ist ein guter Diener, aber ein sehr schlechter Meister. Die Frage ist, wie du dich von deinem Besitz beeinflussen lässt. Es gibt ein paar gute geistliche Regeln zu einem weisen Umgang mit Geld:

1. Gib deinem Einkommen entsprechend.
   Gott möchte nie, dass du gibst, was du nicht hast: »Jeder soll so viel geben, wie er kann, je nachdem wie reich der Herr, euer Gott, euch gesegnet hat« (5. Mose 16,17).
2. Gib, ohne zu planen, ohne Hintergedanken: »Wenn du jemandem etwas gibst, dann sag deiner linken Hand nicht, was deine rechte tut« (Matthäus 6,3).
3. Sei bescheiden, wenn du gibst: »Wer Geld hat, soll es aus freien Stücken und ehrlich mit anderen teilen« (Römer 12,8).
4. Gib gerne: »Jeder von euch muss selbst entscheiden, wie viel er geben möchte. Gebt jedoch nicht widerwillig oder unter Zwang, denn Gott liebt den Menschen, der gerne gibt« (2. Korinther 9,7).

Jesus rühmte die Witwe, die nur zwei kleine Münzen in den Opferkasten einlegte – das war alles, was sie hatte. Aber sie gab es freudig (Lukas 12,41-44). In Afrika werde ich manchmal an diese Geschichte in den Evangelien erinnert. Dort ist es üblich, dass man sein Opfer nach vorne zum Altar bringt. Oft tanzen die Menschen dabei. Immer wieder erlebe ich, dass Frauen tanzend nach vorne kommen, obwohl sie umgerechnet nicht einmal einen Euro geben können. Voller Freude bringen sie dem Herrn ihre Gabe, obwohl es das Letzte ist, was sie haben. Gott regiert in ihren Herzen und sie sind großzügig – in dem Maß, wie sie es sein können.

Letztlich kommt es nicht darauf an, wie viel du gibst, sondern wie viel es dich kostet, etwas zu geben. Lass uns geben, bis es in den Augen anderer lächerlich wirkt. Gib bis an deine Schmerzgrenze – und darüber hinaus. Du wirst sehen, dass die Wunder in deinem Leben zu fließen beginnen und der Segen Gottes über dir ausgegossen wird. Ich erlebe das am laufenden Band.

Der Gott, der vermehrt

Weißt du, dass Gott Dinge tut, die wir menschlich kaum begreifen können? Ich nenne ihn den verrückten Gott. Immer wieder überrascht er uns auf eine Weise, die wir nicht einordnen können. Ein Beispiel dafür finden wir in der Geschichte der Speisung der Fünftausend, die uns in allen vier Evangelien berichtet wird, nämlich in Matthäus 14,13-21, in Markus 6,30-44, in Lukas 9,10-17 und in Johannes 6,1-15.

> Danach ging Jesus auf die andere Seite des galiläischen Meeres, das auch als See von Tiberias bekannt ist. Eine große Menschenmenge folgte ihm, weil sie seine Wunder sahen, mit denen er die Kranken heilte. Jesus stieg in die Berge hinauf und lagerte dort mit seinen Jüngern. Es war kurz vor dem jährlichen Passahfest, das die Juden feiern. Als Jesus seinen Blick hob, sah er eine große Menschenmenge auf der Suche nach ihm die Berge heraufkommen. Er wandte sich an Philippus und fragte: »Philippus, wo können wir so viel Brot kaufen, dass all diese Menschen zu essen bekommen?«

Er stellte Philippus jedoch nur auf die Probe, denn er wusste schon, was er tun würde.
Philippus antwortete: »Es würde ein kleines Vermögen kosten, sie mit Nahrung zu versorgen!«
Ein anderer Jünger, Andreas, der Bruder von Simon Petrus, meldete sich zu Wort: »Hier ist ein kleiner Junge mit fünf Gerstenbroten und zwei Fischen. Doch was nützt uns das bei so vielen Menschen?«
»Sagt den Leuten, sie sollen sich hinsetzen«, befahl Jesus. Da ließen sich alle – allein die Männer zählten schon fünftausend – auf den grasbewachsenen Hängen nieder. Dann nahm Jesus die Brote, dankte Gott und reichte sie den Menschen, wie viel sie auch wollten. Ebenso machte er es mit den Fischen. Und alle aßen, bis sie satt waren.
»Sammelt die Reste wieder ein«, wies Jesus seine Jünger an, »damit nichts umkommt.« Am Anfang waren es nur fünf Gerstenbrote gewesen, doch nach dem Essen wurden zwölf Körbe mit den Brotresten gefüllt, die übrig geblieben waren!
Als die Leute dieses Wunder sahen, riefen sie aus: »Dieser ist wirklich der Prophet, den wir erwartet haben. Er ist es, der in die Welt kommen soll.« Jesus merkte, dass sie im Begriff waren, ihn mit Gewalt aufzuhalten und zum König zu machen. Da zog er sich wieder auf den Berg zurück und blieb dort für sich allein.

Man muss sich diese Geschichte einmal so richtig leibhaftig vor Augen führen. Da waren 5000 Männer – Frauen und Kinder nicht mitgerechnet. Es waren also insgesamt bestimmt 12000 oder vielleicht sogar 15000 Menschen, die da am Ufer des Sees Genezareth lagerten. Was für eine gewaltige Menge! Und ich stelle mir vor, wie Jesus Philippus, der ein bisschen langsam im Denken war, fragte, wo sie für die Leute Essen kaufen könnten. Der dachte sofort an ihre eigenen Ressourcen. Und er wusste, wie viel sie gerade hatten – unmöglich, davon eine Mahlzeit für so viele Leute zu bezahlen. Ganz abgesehen davon, dass vermutlich kein Bäcker so viel Brot einfach vorrätig haben würde.

Doch da war ein kleiner Junge, der fünf Gerstenbrote und zwei Fische hatte. Stellen wir uns vor, wie er ein bisschen penetrant und nervig an dem Gewand von Andreas, einem anderen Jünger, zupfte. Vielleicht zeigte er ihm begeistert seinen Proviant, doch als Andreas diese fünf Brote und zwei Fische sah, meinte er nur: »Das ist nichts! Damit kannst du gleich wieder gehen. Zwei Fische und fünf Brote – damit können wir nichts anfangen!« Denn menschlich gesehen war das lächerlich. Doch keiner der Jünger zog in Betracht: Alles, was wir Gott geben, vermehrt sich enorm.

Scheinbar gab dieser gute Junge nicht auf. Kinder können sehr hartnäckig sein, wenn sie etwas unbedingt wollen. Gott sei Dank! Auch wir sollen hartnäckig sein – selbst bei

Gott. Jesus bekam das irgendwie mit und fragte, was der kleine Junge denn wolle. Darauf erklärte Andreas, dass er fünf Brote und zwei Fische habe, aber dass das nichts sei bei so vielen Menschen. Doch Jesus sagte: »Gebt sie mir!«

Alles, was wir in die Hand Gottes geben und loslassen, vermehrt er.

Alles, was wir in die Hand Gottes geben und loslassen, vermehrt er. Das ist ein ganz wichtiges Prinzip. Als Nächstes dankte Jesus Gott. Dann gab er den zwölf Aposteln (und vielleicht noch einigen weiteren Jüngern, die bei ihm waren) von den fünf Broten und zwei Fischen.

Stellen wir es uns doch einmal ganz bildlich vor: Es waren fünf Gerstenbrote und zwei Fische für 5 000 Männer und ganz viele Kinder und Frauen. Sagen wir, der erste der Jünger, Petrus, bekam den Schwanz von einem Fisch, der zweite bekam den Bauch, der dritte den Kopf. Und so teilte Jesus die Fische auf, genau wie das Brot.

Versetze dich in die Lage der Jünger – Tausende von Menschen saßen da, während sie nur eine kleine Handvoll hatten. Nicht einmal einen ganzen Fisch! Petrus muss sich gedacht haben: »Zu den Männern gehe ich nicht! Die schauen mich ja nur müde an, wenn ich ihnen so einen Schwanz überreiche. Wenn das nicht funktioniert, bin ich der Blöde.« Also rief er vielleicht die Kinder zusammen und fing bei ihnen an. Er packte den Schwanz des Fisches und wollte ihn austeilen. Dabei wuchs ein ganzer Fisch daraus und er gab ihn dem Ersten, der bei ihm anstand. Dann war da wieder nur ein Schwanz. Als er ihn nahm, wurde daraus erneut ein ganzer Fisch, den er dem nächsten Kind gab. Und wieder sah er den Schwanz in seiner Hand. Beim dritten Fisch endlich wurde er richtig kühn, teilte mutig weiter aus und alle wurden gesättigt.

Gott gibt uns wenig, das wir austeilen können. Aber wenn wir weitergeben, während wir essen, vermehrt es sich. Alles, was wir Gott geben, vermehrt sich.

Ich wollte immer zehn Kinder haben. Doch Gott sagte mir, dass ich keine zehn biologischen Kinder haben werde. Heute habe ich 16 000 Kinder, die mich Mama Maria nennen. Ich bekomme so viele Botschaften zum Muttertag als Dank von meinen Kindern, wie ich es mir nie hätte träumen lassen können. Manche singen mir auch Lieder. Sie alle werden natürlich mit der Hilfe von Tausenden von Paten aus Deutschland, Österreich, der Schweiz und jetzt auch Italien gesponsert.

Ich ermutige dich von ganzem Herzen: Stell dein Leben Gott bedingungslos zur Verfügung. Er wird das, was du ihm gibst, multiplizieren, dass du aus dem Staunen nicht mehr herauskommst. Ich habe das schon so oft erlebt, zum Beispiel erst vor einiger Zeit, zu Beginn der Corona-Krise.

Eigentlich hätte ich für drei Monate nach Europa fliegen sollen, um dort zu predigen. Ich war sehr dankbar und freute mich auf die Zeit, denn ich predige äußerst gerne. Am meisten predige ich immer mir selbst, die anderen dürfen gerne zuhören. Doch dann begann die Pandemie und einige Tage vor meiner Abreise war klar, dass ich nicht fliegen würde können. Ich sagte: »Herr, diese Tür ist jetzt zu.« Da meinte er nur: »Warte ab!«

Bald schrieben mir Freunde, ich solle doch YouTube-Botschaften drehen. Ich kannte mich damit nicht sehr gut aus, aber ich dachte: »Gut, fangen wir an!« Mein Sohn Patrick war bereit, mir dabei zu helfen, und organisierte alles. Ende März konnten wir dann die ersten Filme auf YouTube einstellen. Und viele Tausend Menschen sahen sie an! Ich hätte nie in meinem Leben so viele in so kurzer Zeit erreicht, wenn ich nach Europa gereist wäre. Ein Wunder Gottes! Ich bin unendlich dankbar und freue mich, wie Gott Unwahrscheinliches tut, wenn wir es ihm überlassen. Wenn wir ihm das geben, was wir haben, macht er den Rest.

Zurück zur Speisung der Fünftausend. Nachdem alle Menschen am See Genezareth gesättigt waren, forderte Jesus die Jünger auf: »Sammelt die übrig gebliebenen Brocken ein, damit nichts umkommt.« Ich verstehe das so, dass wir immer alles ordentlich verwalten sollen. Gott möchte nicht, dass wir verschwenderisch sind.

Petrus und die anderen haben daraufhin zwölf Handkörbe mit Resten von den fünf Gerstenbroten und zwei Fischen eingesammelt. Ich stelle mir vor, wie jeder der Jünger am Abend einen riesigen Korb auf dem Kopf nach Hause trug. Dabei dachten sie noch einmal darüber nach, dass sie eigentlich nur ein kleines Fischschwänzchen gehabt hatten und ein Stückchen Brot. Doch jetzt trugen sie einen Korb mit den Überresten nach Hause. Ich vermute, spätestens da kapierten sie, dass das ein Wunder war.

Gib Gott, was er dir zeigt. Und du wirst sehen, was er daraus macht.

Manchmal muss Gott ganz laut sprechen, damit wir verstehen, dass er Wunder tut. Er ist ein Wunder wirkender Gott. Gib Gott, was er dir zeigt. Und du wirst sehen, was er daraus macht.

Ich hörte eine Geschichte von einem Mann, der nach einer Sitzung spät am Abend aus dem Hotel kam und auf den Parkplatz ging. Dort sagte Gott zu ihm: »Nimm ein Streichholz und geh in diese Telefonzelle dort. Zünde es an und sage: ›Das Licht ist stärker als die Dunkelheit!‹«

Der Mann dachte, dass das ein ziemlich komischer Auftrag sei. Trotzdem nahm er die Schachtel Streichhölzer und ging zur Telefonzelle. Er war ein gläubiger Nachfolger Jesu, ein gehorsamer noch dazu. Darin stand ein Mann. Er öffnete die Tür, entfachte das Streichholz und sagte: »Das Licht ist stärker als die Dunkelheit.«

Da fragte der Mann aus der Telefonzelle: »Woher wussten Sie das? Ich bin gerade dabei, meine Frau ein letztes Mal anzurufen, und wollte dann Selbstmord begehen.«

Die beiden konnten eine Weile miteinander sprechen und der Mann übergab schließlich Jesus sein Leben.

Auch den kleinsten Gehorsamsschritt kann Gott so verwenden, dass du aus dem Staunen nicht mehr herauskommst. Aber du musst dich ihm ganz überlassen, sodass er dich führen kann, dass er dich leiten kann, dass er alles organisieren kann. Er ist der Beste. Ich selbst kann regelmäßig kaum fassen, was er mit meinem bisschen Gehorsam in Afrika tut. Tausenden von Kindern durften wir helfen, aus der Armut in ein Leben mit Zukunft aufzubrechen.

Welchen Gehorsamsschritt erwartet Gott gerade von dir? Warum wagst du nicht, ihn zu gehen? Was fällt dir schwer loszulassen? Wovor hast du Angst? Geh den Schritt aufs Wasser und schau, ob es dich trägt. Werde kühn in Bezug auf das, was du hast. Gib es Gott und gib es so, wie er es von dir möchte. Er wird zu dir sprechen und du wirst sehen, wie er das verwendet, um viel mehr daraus zu machen, als du dir je hättest vorstellen können.

Der Segen der Dankbarkeit

Neben dem, dass wir den Zehnten geben und allgemein einen großzügigen Lebensstil pflegen sollen, ist ein dritter Schlüssel zum Segen die Dankbarkeit. In 5. Mose 8,10 lesen wir: »Wenn ihr dann gegessen habt und satt seid, sollt ihr den Herrn, euren Gott, für das gute Land, das er euch gegeben hat, loben.« Und in den Versen 11 bis 14 und 17:

> Passt aber auf, dass ihr den Herrn, euren Gott, nicht vergesst und dann seine Gebote, Vorschriften und Gesetze, die ich euch heute gebe, nicht mehr befolgt. Wenn ihr genug zu essen habt und euch prächtige Häuser baut und darin wohnt, und wenn eure Schaf-, Ziegen- und Rinderherden groß werden und ihr viel Gold, Silber und vieles andere besitzt, dann werdet nicht überheblich und vergesst nicht den Herrn, euren Gott, der euch aus der Sklaverei in Ägypten befreit hat. … Denkt nur nicht, ihr wärt aus eigener Kraft und Anstrengung reich geworden. Erinnert euch vielmehr daran, dass es der Herr, euer Gott, ist, der euch die Kraft gibt, Reichtum zu erwerben. Denn er erfüllt den Bund, den er mit euren Vorfahren schloss und der jetzt noch gilt.

Dankbarkeit für das, was wir bekommen, ist sehr wichtig. Sie vergegenwärtigt uns permanent den Segen Gottes, sodass wir Gott nie aus den Augen verlieren und unser Herz sich ihm immer wieder mit einem frohen Danke zuwendet. Dankbarkeit verhindert Bitterkeit in unserem Leben und bringt Zufriedenheit. Wir bleiben dadurch offen für Gottes Güte, unser Glaube wird nicht getrübt und unsere Erwartung bleibt positiv.

Dankbarkeit ist eine Kraft, eine Herzenseinstellung. Sie ist ein Lebensstil und kann gelernt werden. Man wird nicht unbedingt mit dieser Gabe geboren – denn wir sind ja mit einer anderen Natur, nicht mit der göttlichen, geboren worden. Doch sie ist sehr wichtig und das Wort Gottes fordert uns heraus, ihn in allem zu loben und ihm die Ehre zu geben: »Was immer auch geschieht, seid dankbar, denn das ist Gottes Wille für euch, die ihr Christus Jesus gehört« (1. Thessalonicher 5,18).

Das, wofür du dankbar bist, wird sich multiplizieren, da fließt Segen.

Du wirst ein dankbares Herz bekommen, wenn du dich immer wieder an die guten Dinge erinnerst, die der Herr schon getan hat. Und das, wofür du dankbar bist, wird sich multiplizieren, da fließt Segen.

Dankbarkeit ist letztlich auch eine Form von Geben, denn wir geben Gott das zurück, was ihm gebührt. Lass uns also auch in dieser Hinsicht großzügig sein. Es lohnt sich. Denn wir kommen auf diese Weise in Gottes Gegenwart, unabhängig von den Umständen:

> Jubelt dem Herrn zu, ihr Bewohner der Erde! Betet ihn voll Freude an. Kommt zu ihm und lobt ihn mit Liedern. Erkennt, dass der Herr Gott ist! Er hat uns erschaffen und wir gehören ihm. Wir sind sein Volk, die Schafe seiner Weide. Geht durch die Tempeltore mit Dank, tretet ein in seine Vorhöfe mit Lobgesang. Dankt ihm und lobt seinen Namen. Denn der Herr ist gut. Seine Gnade hört niemals auf, und seine Treue gilt für immer.
>
> *Psalm 100*

Dankbarkeit wirkt auf andere Menschen anziehend, denn wer dankbar ist, ist zufrieden, freudig, konzentriert sich auf den Segen, das Leben. Gleichzeitig heißt das nicht, dass man immer frei von Stress, Leid oder Schwierigkeiten wäre. Aber gerade deshalb wirkt diese Lebenseinstellung so positiv auf andere.

Dank ist auch der sichere Beweis, dass wir Gott glauben und dass wir das, was er uns gibt, annehmen. Vielleicht kennst du die Geschichte von den zehn Leprakranken, die Jesus heilte (Lukas 17,11-19). Nur einer kam zurück, um ihm zu danken! Welch traurige Bilanz!

Ich habe fünf Tipps für dich, was dir dabei helfen kann, dankbar zu werden und zu bleiben:

1. Erkenne, dass Undankbarkeit eine Sünde ist und den Heiligen Geist betrübt, und bekenne sie.
   »Verzichtet auf schlechtes Gerede, sondern was ihr redet, soll für andere gut und aufbauend sein, damit sie im Glauben ermutigt werden« (Epheser 4,29).
   Bekenne die Sünde der Undankbarkeit und bitte um göttliche Überführung. Glaube, dass Gott einen Ausweg aus jeder Not hat. Wenn du ihm dein Herz hinhältst, wird er es verändern und dir eine neue Sicht auf die Dinge schenken.
2. Hör auf, über Dinge zu reden, die nicht auferbauend sind.
   Schweig lieber, als Negatives von dir zu geben. »Konzentriert euch auf das, was wahr und anständig und gerecht ist. Denkt über das nach, was rein und liebenswert und bewunderungswürdig ist, über Dinge, die Auszeichnung und Lob verdienen« (Philipper 4,8).
   Ich glaube, da müssen wir immer wieder Buße tun. Wir sind gefordert, uns auf das auszurichten, was auferbauend und angenehm ist – nicht auf das, was nicht klappt, schiefläuft, nicht nach unserem Geschmack ist usw.

3. Konzentriere dich auf die Segnungen, die so offenbar sind in deinem Leben.
Gott hat jedem seiner Kinder unendlich viel geschenkt. Wenn du denkst, dass es in deinem Leben nur Schlechtes gibt, dann glaubst du einer Lüge des Teufels! »Du überschüttest mich mit Segen« (Psalm 23,5) und »Der Gottesfürchtige wird mit Segen überhäuft« (Sprüche 10,6).
Überlege doch einmal: Für was in deinem Leben bist du dankbar? Wo überall darfst du die Segnungen Gottes genießen? Welche Geschenke hat Gott dir gemacht? Ich bin überzeugt: Wenn du dir einmal ein wenig Zeit dafür nimmst, darüber nachzudenken, werden dir unzählige Dinge einfallen. Vielleicht denkst du, du bist nicht gesegnet und alles in deinem Leben läuft schief, doch das ist nicht der Fall. Versuche einmal, eine andere Brille aufzusetzen: die der Dankbarkeit.
Wenn es dir schwerfällt, die Segnungen Gottes in deinem Leben zu erkennen, und du immer wieder in eine negative Haltung abrutschst, kann dir vielleicht auch diese Übung helfen: Schreibe jeden Abend vor dem Schlafengehen drei Dinge in ein Buch, für die du dankbar bist. Am Anfang musst du vielleicht

ein wenig überlegen, aber je öfter du diese Übung machst, desto leichter wird sie dir fallen. Am Ende findest du vielleicht sogar mit Leichtigkeit fünf oder sogar zehn Sachen, die der Herr dir an dem Tag geschenkt hat. Probier es einmal aus!

4. Entscheide dich zu glauben, dass Gott denen, die ihm vertrauen und ihn lieben, alles zum Besten dienen lassen wird.

Und wir wissen, dass für die, die Gott lieben und nach seinem Willen zu ihm gehören, alles zum Guten führt. Denn Gott hat sie schon vor Beginn der Zeit auserwählt und hat sie vorbestimmt, seinem Sohn gleich zu werden, damit sein Sohn der Erstgeborene unter vielen Geschwistern werde.

Römer 8,28-29

Ich habe mir angewöhnt, Gott für alles zu danken – ob ich es verstehe oder nicht, ob ich es mag oder nicht, ob ich dafür gebetet habe oder nicht. Gott hat es zugelassen und deshalb sage ich Danke. Einfach im Gehorsam, ohne Gefühle. Es ist eine Entscheidung. Wenn wir uns entscheiden, dann werden die Gefühle auch nachfolgen. Nach dem Danken sage ich: »Herr, jetzt wird es sehr spannend, wie du aus dieser Situation noch etwas Gutes machst. Aber du hast dich dazu in deinem Wort verpflichtet und ich werde es erleben, denn du bist treu.«

5. Zieh dich von undankbaren und streitsüchtigen Menschen zurück.
   »Ich möchte, dass ihr das Gute klar erkennt und euch von allem Bösen fernhaltet« (Römer 16,19). Undankbare Menschen beeinflussen dich negativ. Sie schaffen eine Atmosphäre der Entmutigung. Deine Motivation wird gebremst, du verlierst Energie. Was dich bisher mit Freude erfüllt hat, erscheint plötzlich als unattraktiv, ja, unmöglich. Solche Leute zerstören die Träume Gottes in dir und für dich. Wenn möglich, weiche diesen Menschen aus. David kannte dieses Problem, wenn er mit Saul zusammen war:

Am nächsten Tag wurde Saul von einem bösen Geist Gottes befallen, sodass er wie ein Wahnsinniger in seinem Haus tobte. David begann, auf der Harfe zu spielen, wie er es immer tat. Doch Saul hatte einen Speer in der Hand und schleuderte ihn nach David in der Absicht, ihn an die Wand zu spießen. David aber konnte dem Speer zweimal ausweichen.

1. Samuel 18,10-11

Was sind die Auswirkungen von Undankbarkeit? Sie macht dich blind für die Segnungen Gottes. Du wirst kritisch, zynisch und suchst überall das Haar in der Suppe. Doch Gottes Ziel ist es, dich in seine Ruhe und Gegenwart zu führen, damit du seine Güte erkennst und dankbar wirst. Deshalb ist Verlust manchmal die beste Heilung für Undankbarkeit.

Gottes Ziel ist es, dich in seine Ruhe und Gegenwart zu führen, damit du seine Güte erkennst und dankbar wirst.

Übrigens sollen wir nicht nur für das Gute, sondern für alles dankbar sein: »Singt miteinander Psalmen und Lobgesänge und geistliche Lieder, und in euren Herzen wird Musik sein zum Lob Gottes. Und dankt Gott, dem Vater, zu jeder Zeit für alles im Namen unseres Herrn Jesus Christus« (Epheser 5,19-20).

Mir wurde kürzlich bewusst, dass ich für eine Situation noch nie gedankt hatte: Bei unserem Gebetsberg, unserem zweiten Hauptquartier in Uganda, gibt es jede Menge Affen. Die waren ziemlich unverschämt. Sie fraßen alles, was gut war: alle Mangos, alle Papayas. Sie gruben mir auch die Süßkartoffeln aus. Ich hasste diese Viecher wirklich. Aber Gott sagte mir, ich solle ihm für sie danken. Nachdem ich das getan hatte, zeigte er mir, was ich tun sollte. Ich fragte ihn nämlich: »Was mögen die Affen nicht, was würden sie nicht fressen?« Und er sagte: »Zitronen.« Ich habe daraufhin viele Zitronenbäume gepflanzt und keine einzige von ihnen wird mehr von den Affen gefressen. Jetzt haben wir massenhaft Zitronen, gerade in einer Zeit, wo Vitamin C so wichtig ist. Ich lobe und preise Gott nun für diese Affen. Sie sind nett zum Anschauen, aber freche Biester.

Vor vielen Jahren hat es mir sehr geholfen, aus meiner Undankbarkeit herauszukommen, als ich Gott, meinem lieben Vater im Himmel, einen sehr langen Brief schrieb und ihm für alles dankte, was mir einfiel, und zwar für das, was ich als gut empfand, genauso wie für alles andere (also Verluste, Versagen, Entbehrungen, unerfüllte Wünsche, Enttäuschungen, meine Feinde und alle Ablehnung). Wie wäre es, wenn du auch mal so einen Brief an Gott schreiben würdest? In dem du ihm wirklich für alles dankst? Gott wird dir zeigen, wie er auch das, was in deinem Leben nicht so gut ist, zu deinem Besten wirken lässt. Du wirst erleben, wie sich viele Knoten und Spannungen in deinem Herzen lösen und neues Vertrauen entsteht.

Vor Jahren habe ich von jemandem einen wunderschönen Korb bekommen. Der wurde zu meinem Gebetskorb, in dem ich nun alle meine Sorgen, Bedenken, Wünsche, Erwartungen werfe. Darin liegt auch ein Zettel, auf dem steht:

Ich bin es, Gott. Heute werde ich mich um all deine Probleme kümmern. Aber bitte vergiss nicht, ich brauche auch deine Hilfe dazu. Sollte es geschehen, dass der Feind dich in eine Situation bringt, mit der du nicht fertigwirst, versuch erst gar nicht, das Problem selbst zu lösen, sondern sei so freundlich und wirf es in die »EDJE«-Box, in die »Etwas, das Jesus erledigt«-Box. Ich werde mich zur rechten Zeit darum kümmern – zu meiner Zeit, nicht dann, wenn du meinst, es wäre richtig.
Wenn du dein Problem einmal in die Box geworfen hast, dann halte nicht länger daran fest und versuche auch nicht, es etwa wieder herauszuholen. Jedes Festhalten oder jeder Versuch, es wieder herauszuholen, wird die Lösung deines Problems nur verzögern.
Wenn du meinst, das Problem selbst bewältigen zu können, komme bitte dennoch zuerst im Gebet zu mir, damit du dir sicher sein kannst, auch die richtige Lösung zu haben. Da ich weder schlafe noch raste, ist es nicht notwendig, dass du deinen Schlaf versäumst. Bleibe ruhig, mein Kind! Wenn du mich brauchst, erreichst du mich jederzeit mit einem Gebet.

Warum schreibst du diesen Brief nicht noch heute? Selbst wenn es vielleicht schmerzhaft ist, weil du weinen musst, weil vieles noch wehtut – deine Verluste, Enttäuschungen, wo du verraten oder nicht ernst genommen wurdest, wo deine Liebe missbraucht wurde. Danke Gott für alles und er wird dein Herz heilen und wird alle Situationen zu deinem Besten zusammenführen, denn das hat er versprochen.

Danken schützt vor Wanken und Loben zieht nach oben!

Gott lässt dir alle Dinge zum Besten dienen

Hast du den Brief geschrieben und dein Herz vor Gott ausgeschüttet? Ich hoffe, dass du dir die Zeit dafür nehmen konntest, und ich vertraue darauf, dass sie dir zum Segen geworden ist. Dass du für alles Gute in deinem Leben danken konntest, aber auch für das, was Schmerzen verursacht hat, was dich enttäuscht hat, was dich klein gemacht hat. Ist dein Herz leer und alles bei Gott? Dann kann er es wieder neu füllen. Und er gibt immer gute Gaben: »Alles, was gut und vollkommen ist, wird uns von oben geschenkt, von Gott, der alle Lichter des Himmels erschuf« (Jakobus 1,17).

Ich wünsche dir auch, dass der Herr dir Kreativität schenkt, für wirklich alles dankbar zu sein. Denn an allem Negativen gibt es immer auch etwas Positives zu entdecken: Wenn wir etwas zugenommen haben und die Kleidung nicht mehr so gut sitzt, heißt das doch, dass wir genug zu essen haben. Wenn wir im Stress sind und viel zu tun haben, heißt das doch, dass wir gebraucht werden, dass wir Aufgaben haben usw.

Als die Corona-Krise ausbrach, waren viele Menschen zunächst sehr verunsichert, und bis heute haben viele von uns große Angst. Und natürlich ist es auch eine ganz neue Situation, mit der wir erst einmal zurechtkommen müssen. Aber ich habe von Anfang an zum Herrn gesagt: »Lieber Gott, wenn ich in die ewige Herrlichkeit abberufen werde, dann will ich dafür dankbar sein – denn es gibt nichts Schöneres, als in deiner Nähe zu sein.« Und mit dieser Einstellung brauche ich keine Angst vor dem zu haben, was kommt.

Neben allen Herausforderungen, die sich uns in dieser weltweiten Krise stellen, gibt es meiner Überzeugung nach jedoch auch viel Gutes. Ich will nur ein paar Dinge aufzählen:

Beispielsweise konnte sich die Natur vielerorts erholen, da der Flugverkehr mehr oder weniger eingestellt wurde, weniger Touristen unterwegs waren usw. In Venedig regenerierte sich das Ökosystem in der weltberühmten Lagune, das Wasser war so klar wie nie und man konnte erstmals wieder Fische beobachten.

Das Leben hat sich durch die Pandemie in vielerlei Hinsicht vereinfacht. Gerade im Freizeitbereich, wo man sonst manchmal in Freizeitstress gerät, gab es weniger Wahlmöglichkeiten – und damit auch weniger Entscheidungen zu treffen. Familien rückten wieder enger zusammen, lernten sich kennen und schätzen, verbrachten viel Zeit miteinander.

Dinge, die früher wichtig schienen, wurden plötzlich unwichtig. Der eine oder andere merkte beispielsweise, dass ihm sein Geld nicht weiterhalf. Auf diese Weise wurden viele falsche Götzen entlarvt – sei es Sport, Kunst, Vergnügen, Reiselust, Gesundheit, wirtschaftlicher Erfolg oder was auch immer. Es wurde deutlich, worauf wir unsere Hoffnung gesetzt haben – und was passiert, wenn dieser Bereich ins Wanken gerät. Auch wir Christen konnten dadurch sehen, ob wir unsere Sicherheit wirklich in Gott suchen oder ob es etwas anderes gibt, auf das wir uns stützen.

Positiv ist auch, dass viele Menschen tatsächlich anfingen, nach Gott zu suchen. Es geht nicht mehr um Religion, sondern um die Liebesbeziehung zu ihm. Wie sieht deine Beziehung zu ihm aus? Und wie seine zu dir? Viele Leute sind erstmals ins Nachdenken gekommen und ich vertraue darauf, dass viele zu unserem Herrn Jesus Christus durch diese Krise finden werden.

Es gibt noch mehr Gutes, das entstanden ist. Ich habe gehört, dass Abtreibungskliniken zumindest zeitweise schließen mussten, dass Bordelle, Bars und Nachtklubs dichtmachten. Und schließlich haben Christen überall zu beten angefangen. Mir wurde erzählt, dass in Israel ganze Stadtviertel Gott auf den Balkonen und an den offenen

Fenstern gelobt und gepriesen haben. Ähnliches wurde mir aus Brasilien und Venezuela berichtet. Das Volk Gottes geht auf die Knie.

Ich will damit nicht sagen, dass die Krise nicht auch bei vielen wirkliche Not ausgelöst hat. Aber ich will zeigen, dass es eben immer auch eine andere Perspektive auf das vermeintlich Schlechte gibt, das uns getroffen hat. Und ich will dich herausfordern, diesen anderen Blickwinkel zu suchen. Und Gott zu danken – in allen Dingen.

Das ist eben auch diese umgekehrte Sicht, die im Reich Gottes gilt und zu der wir in Matthäus 6,33 aufgefordert werden. Wenn wir danach leben, werden wir Wunder um Wunder erleben. Ich erhielt beispielsweise vor einiger Zeit von Gott den Auftrag, für 400 Kinder in Uganda eine Grundschule zu bauen. Ich fing also an zu planen und wir konnten das entsprechende Gebäude mit Spenden bauen. Als es fertig war, fiel mir plötzlich wie Schuppen von den Augen, dass ich gar nicht an die Inneneinrichtung gedacht hatte! Im Budget war nichts für Schulpulte, Stühle, Computer usw. vorgesehen.

Mir war das richtig peinlich und ich kam in meiner Verzweiflung zum Herrn. »Es tut mir leid, aber ich habe wirklich dumm geplant. Ich weiß gar nicht, was ich jetzt machen soll … Das kann ich ja niemandem erzählen!«

Aber der liebe Gott kümmert sich um alles! Am nächsten Tag waren 80 000 Euro auf unserem Konto eingegangen mit dem Verwendungszweck: »Für etwas, was die Mama Maria gerade braucht«. Und so konnten wir die Schule einrichten. Ich jubelte nur, dass der Herr so gut ist. Er ist wirklich in den Schwachen mächtig (2. Korinther 12,9).

Die Zeit in der Corona-Krise nutzten wir auch dafür, um unser Büro aufzuräumen. Da kam unter den Papierstapeln plötzlich ein Schenkungsvertrag zum Vorschein. Leute im Westen von Uganda wollten uns um die 80 Hektar Land schenken, schon vor einigen Jahren. Aber bei uns war das irgendwie untergegangen, die Papiere dazu waren unter den Stapeln verschüttet. Wir riefen daraufhin dort an und fragten, ob das Angebot noch aktuell sei. »Na endlich meldet ihr euch«, rief man uns freudig entgegen. »Kommt her und das Land gehört euch.« Und so werden wir immer wieder auf vielerlei Arten gesegnet – damit wir wiederum ein Segen sein können. Das ist der göttliche Kreislauf.

Gott möchte Segen im Überfluss in dein Leben bringen.

Überlege doch einmal, was du loslassen musst. Woran klammerst du dich noch? Vielleicht sind es negative Gedanken oder Enttäuschungen, auf die du meinst ein Anrecht zu haben. Vielleicht Unvergebenheit. Vielleicht ist es auch dein Besitz. Wenn wir uns an das Geld zu klammern beginnen oder an das, was wir haben, dann werden wir – früher oder später – von einem Armutsgeist beherrscht, ganz gleich, wie reich wir sind. Wir können dann nicht loslassen, was wir haben, weil wir Angst haben, dass wir nicht kriegen, was wir brauchen. Diese Geldgier, dieses Klammern, sollst du loslassen, denn Gott möchte Segen im Überfluss in dein Leben bringen. Gib deshalb den Bedürftigen, die Gott in dein Leben bringt.

Wie schwer fällt es dir zu schenken? Zuerst dich selbst an Gott und dann alles, was du hast und besitzt? Ist dein Selbstwert vom Geld abhängig? Bist du ein freudiger Geber? Dankst du Gott für den empfangenen Segen? Stell dich ehrlich diesen Fragen und dann komme mit Gott darüber ins Gespräch. Leg alles vor ihn hin – und er wird dich beschenken. Warum sprichst du nicht folgendes Gebet?

Geliebter Vater,
ich danke dir, dass du ein gebender Gott bist.
Du hast uns dein Allerliebstes gegeben,
deinen einzigen Sohn Jesus Christus.
Und du hast mir das Leben geschenkt.
Durch mich willst du dein
schenkendes Herz offenbaren.

Geliebter Vater, ich bitte dich,
dass du mir täglich die Augen
und Ohren des Herzens öffnest,
damit ich alle guten Werke erkenne,
die du für mich vorbereitet hast.
Ich stelle mich dir zur Verfügung
als ein Sprachrohr deiner Liebe.
In Worten und Werken.
Mit allem, was ich bin und habe.
Und ich danke dir, dass du nie mehr verlangst,
als ich habe.
Aber ich bitte dich:
Erweitere mein Gebiet des freudigen Gebens
und gleichzeitig mein Gebiet
des freudigen Empfangens.
Denn ich kann nur geben, was du mir gibst.
Ich werde alle Ehre dir geben.
Aber ich empfange die Freude.
Amen.

Leben aus Glauben

Ich begegne sehr vielen Menschen, die extrem gesegnet sind, die schon so viel von Gott empfangen haben, aber eine Sache fehlt noch in ihrem Leben. Die einen wünschen sich verzweifelt ein Kind, andere einen Partner. Dann wieder richten manche all ihre Anstrengungen darauf, endlich ein Eigenheim erwerben oder den nächsten Schritt auf der Karriereleiter machen zu können.

All ihre Konzentration ist auf die eine Sache gerichtet, die ihnen fehlt. Dabei verpassen sie alles, was Gott ihnen schenkt, und können es nicht genießen. Sie blicken nur auf den Mangel, nicht auf den Überfluss, der ihnen eigentlich gegeben ist.

Im Paradies gab es zwei Bäume: den Baum des Lebens und den der Erkenntnis von Gut und Böse (1. Mose 2,9). Ich bin überzeugt, dass es Tausende von Bäumen gab, von denen die Menschen essen durften, mit herrlichen, leckeren Früchten. Nur der Baum der Erkenntnis von Gut und Böse wurde ihnen versagt – aber der lachte sie am meisten an und sie wollten unbedingt von ihm kosten. Dabei wollte Gott, dass sie sich vom Baum des Lebens ernährten.

Wie damals für Adam und Eva gilt es heute für dich: Gott möchte, dass du dich vom Baum des Lebens ernährst und dich an all seinen Geschenken erfreust. Wenn du seine Früchte erntest, wird er dir zur richtigen Zeit alle Offenbarung geben, die du brauchst. Und er wird Glauben in dir freisetzen. Er möchte, dass du ihm vertraust, dass du das, was du noch nicht hast, zur rechten Zeit von ihm bekommen wirst.

In Markus 9,14-29 lesen wir die Geschichte von der Heilung eines besessenen Jungen. Ein Mann brachte seinen Sohn zu Jesus. Er hatte einen Geist, der ihn nicht reden ließ. Jesus sollte ihn heilen, denn er wurde extrem von ihm gequält. Bereits die Jünger hatten versucht, ihn auszutreiben, doch es war ihnen nicht gelungen. Nun kam Jesus dazu und der Mann flehte ihn an:

> »Tu etwas, wenn du kannst.«
> »Was soll das heißen, ›Wenn ich kann‹?«, fragte Jesus. »Alles ist möglich für den, der glaubt.«
> Der Vater rief: »Ich glaube! Aber hilf mir, dass ich nicht zweifle!«

Es gibt Unglauben und es gibt Glauben. Manche Leute meinen, Glauben heiße, nichts zu wissen, nur zu vermuten. Wenn man beispielsweise sagt: »Ich glaube, morgen wird das Wetter schön«, ist man sich ja auch nicht sicher. Diese Verwendung des Wortes haben wir auf den Glauben an Gott übertragen. Bei mir selbst war das so – bis mich ein Pastor darauf aufmerksam machte. Ich lebte zu der Zeit in Amerika und hatte tatsächlich ein sehr wackliges Verhältnis zum Thema Glauben. Er erzählte mir daraufhin folgende Geschichte:

In New York spannte ein Seiltänzer zwischen zwei Hochhäusern weit oben ein Seil. Die ganze Woche trainierte er für seine Samstagabendvorstellung. Ein Rentner, der Zeit hatte, schaute ihm täglich bei seinen Übungen zu und ging schließlich nach dem Training zu ihm. Er sagte: »Ich habe Sie die ganze Woche über beobachtet. Sie sind auf dem Seil sicherer als ich auf der Straße! Ich finde das, was Sie da machen, wirklich einmalig. Sie werden eine fantastische Vorstellung haben.«

Daraufhin sagte der Seiltänzer: »Danke! Ich habe mir heute überlegt, dass ich gerne am Samstag einen Schubkarren über das Seil schieben würde. Würden Sie sich hineinsetzen?«

Der Rentner reagierte erschrocken: »Nein, nein! Nein, danke!«

Am Samstagabend schob der Seiltänzer tatsächlich einen Schubkarren über das Seil. Darin saß ein junger Mann. Der ältere Herr bekam bereits vom Zuschauen beinahe einen

Herzinfarkt. Völlig fassungslos fragte er hinterher den Mann in dem Schubkarren, ob er denn keine Angst gehabt habe.

Dieser entgegnete ruhig: »Nein, überhaupt nicht.«

Der Mann bohrte nochmals nach: »Aber wieso denn nicht?«

Die Antwort des jungen Mannes: »Na, der Seiltänzer – das war doch mein Papa!«

Der Sohn hoffte oder vermutete nicht, dass er irgendwie heil auf die andere Seite kommen würde. Nein, er wusste es, weil er seinen Vater kannte. Volles Vertrauen können wir nur haben, wenn wir wissen, wie gut der Vater ist, wie liebevoll. Und dass er bereits das Allerliebste uns, für dich und für mich, gegeben hat – seinen Sohn Jesus Christus –, damit wir das Leben haben. Damit wir herauskommen aus allen Flüchen, aus allen Schmerzen, aus allen negativen Erfahrungen, hinein in ein Leben der Freude, des Friedens und des Glaubens. Im Galaterbrief 3,10-14 lesen wir:

> Wer dagegen auf das Gesetz vertraut, um vor Gott gerecht zu werden, steht unter einem Fluch. In der Schrift heißt es: »Verflucht ist jeder, der nicht alle Gebote beachtet und befolgt, die im Buch des Gesetzes geschrieben stehen.« Deshalb ist klar, dass niemand je durch das Gesetz vor Gott gerecht gesprochen wird. Denn die Schrift sagt: »Durch den Glauben hat ein Gerechter Leben.« Dagegen

sagt die Schrift über den Weg des Gesetzes: »Wenn du durch das Gesetz Leben finden willst, musst du alle Gebote des Gesetzes erfüllen.« Doch Christus hat uns vom Fluch des Gesetzes gerettet; am Kreuz nahm er den Fluch auf sich. Denn in der Schrift heißt es: »Verflucht ist jeder, der an einem Holz hängt.« Durch die Tat von Jesus Christus hat Gott allen Völkern den Segen geschenkt, den er Abraham zugesagt hatte. So empfangen wir den Heiligen Geist durch den Glauben, wie Gott es versprochen hat.

Wir müssen nicht länger auf unsere eigene Leistung vertrauen, wenn wir Jesus in unser Leben eingeladen haben, sondern dürfen uns vertrauensvoll an ihn hängen – er schenkt uns Leben und den Heiligen Geist.

Ich möchte betonen, dass wir in einer Zeit leben, in der wir ohne Glauben nicht durchkommen. Überall verändern sich Dinge, auf die wir bisher vertraut haben. Das, was wir bisher für unerschütterlich gehalten haben, bekommt Risse. Und ich glaube, dass Gott vieles in unserem Leben durchforscht. Er will sehen, wie fest unser Fundament ist. Worauf wir unsere Sicherheiten gesetzt haben. Worauf wir gebaut haben. Alles wird erschüttert und wir brauchen unbedingt Glauben, wenn wir da hindurchgehen wollen. Wir müssen unser ganzes Leben in Gott finden. Er muss wieder die einzige Quelle werden.

Dazu eine andere Geschichte: Ich war einmal bei einem Rabbi eingeladen, der mir erzählte, dass die Juden bisher glaubten, dass die Thora die höchste Offenbarung Gottes sei. »Doch jetzt glauben wir, dass wir vor einer neuen Dimension stehen, die noch darüber steht. Wir wissen noch nicht, was es ist, aber wir wissen, es kommt etwas Neues. Eine neue Offenbarung.«

Ich hatte gerade die englische Version des Buches *Come into Your Destiny* in der Tasche und bekam den Eindruck, dass ich es herausnehmen sollte und die erste Bibelstelle, die darin zitiert wurde, vorlesen sollte. Ich hatte keine Ahnung mehr, was dort stand. Trotzdem folgte ich der Anweisung und las dem Rabbi 2. Korinther 3,6 vor:

> Er hat uns befähigt, Diener seines neuen Bundes zu sein, eines Bundes, der nicht auf schriftlichen Gesetzen beruht, sondern auf dem Geist Gottes. Der alte Weg führt in den Tod, aber auf dem neuen Weg schenkt der Heilige Geist Leben.

Der Rabbi hörte konzentriert zu, dann bat er mich: »Lies es noch einmal.« Also las ich ihm die Stelle noch einmal vor. Dann meinte er: »Ja, ich höre.« Verwundert fragte ich: »Was hörst du?« – »Ich höre ›*ruach*‹. Das heißt Heiliger Geist.«

Ich war platt. Denn die nächste Dimension, die die Juden erleben werden, ist der Heilige Geist. Und dann musste ich unwahrscheinlich weinen, weil Gott mir die Augen dafür öffnete, dass wir, die Heidenchristen, Jesus für die Juden zu einem Mörder gemacht haben. Viele von ihnen setzen das Christentum mit dem Tod gleich, weil sie von Christen verfolgt und umgebracht wurden – im Mittelalter, während der spanischen Inquisition oder unter Hitler und dem Nazi-Regime. Und es geht bis heute weiter, wenn manche Christen die sogenannte Ersatztheologie predigen. Ich bete immer wieder dafür, dass Gott den Juden Gnade schenkt, zu vergeben, was sie durch das sogenannte Christentum erlitten haben.

In diesem Moment, im Zimmer des Rabbis, hörte ich innerlich ganz deutlich die Worte: »Vergebt ihnen, denn sie wussten nicht, was sie taten.« Und zur gleichen Zeit sagte der Rabbi: »Ich höre: ›Vergebt ihnen, denn sie wussten nicht, was sie taten.‹«

Er empfing also in diesem Moment die Botschaft vom Heiligen Geist, dass er den Christen vergeben sollte – so wie ich es auch gehört hatte. Er hat das dann getan. Ein heißer Strom der Liebe ist zwischen uns geflossen. Wir haben zusammen geweint und zusammen gestrahlt und zusammen entschieden, den Christen zu vergeben, die die Juden verfolgt haben (auch im Namen der Kirche). Ich bin mir vorgekommen wie der zwölfjährige Jesus mit den Schriftgelehrten im Tempel. Eine unglaubliche Erfahrung.

Gott möchte durch seinen Heiligen Geist zu uns sprechen und uns führen. Wenn wir auf seine Stimme hören und ihm gehorsam sind, werden wir Wunder um Wunder erleben. Ich garantiere dir: Wenn du dich auf so ein Leben einlässt und darauf, dich von Gott durch seinen Geist führen zu lassen, wirst du aus dem Staunen nicht mehr herauskommen. Du wirst genauso staunen wie alle anderen Menschen, die dein Leben beobachten. Gott möchte dich von Herrlichkeit zu Herrlichkeit führen.

Gott möchte dich von Herrlichkeit zu Herrlichkeit führen.

Was ist also nun Glaube? Die Antwort finden wir in Hebräer 11:

> Er ist das Vertrauen darauf, dass das, was wir hoffen, sich erfüllen wird, und die Überzeugung, dass das, was man nicht sieht, existiert. … Ihr seht also, dass es unmöglich ist, ohne Glauben Gott zu gefallen. Wer zu ihm kommen möchte, muss glauben, dass Gott existiert und dass er die, die ihn aufrichtig suchen, belohnt (Verse 1 und 6).

Auf die Frage, warum der junge Mann im Schubkarren keine Angst hatte, antwortete dieser: »Der Seiltänzer war doch mein Papa!« Und genau das ist der springende Punkt. Wie viel Vertrauen hast du in Gott? Siehst du ihn als deinen liebenden Vater, der dich niemals in Gefahr bringen würde? Das wird deinen Glauben bestimmen.

Das Problem ist ja, dass wir häufig die Erfahrungen mit unserem irdischen Vater auf unseren himmlischen Vater übertragen. Ich habe mich einmal gefragt, warum die Maria in der katholischen Kirche so groß geworden ist. Ich denke, dass es daran liegt, dass die meisten Menschen eine bessere Beziehung und größere Vertrautheit zu ihrer irdischen Mutter haben. Darum hat Maria solch eine Machtposition bekommen. Denn viele Menschen haben eine sehr belastete Beziehung zu ihrem irdischen Vater gehabt. Entweder war er distanziert und hat nie mit ihnen gesprochen oder er war streng und fordernd. Vielleicht kannten sie ihn auch gar nicht oder er hat sie schwer enttäuscht. Vielleicht war er nur an ihren Leistungen interessiert oder hat sich sogar missbräuchlich verhalten. All das trägt nicht dazu bei, dass sie eine unbeschwerte Beziehung zu ihrem himmlischen Vater entwickeln. Das positive Vorbild fehlt. Ich habe das selbst so erlebt.

Mein Vater versprach mir manchmal etwas, was er dann nicht hielt. Es waren keine großen Sachen und im Nachhinein kann ich in vielen Fällen nachvollziehen, warum er so gehandelt hat. Mir selbst passierte das später auch manchmal bei meinen Kindern und ich will ihm das nicht nachtragen. Doch immer wenn ich in der Bibel las, lächelte ich bei den Versen mit Verheißungen nur spöttisch in mich hinein. Ich zog überhaupt nicht in Erwägung, dass sie für mich gelten könnten. Als mir das irgendwann bewusst wurde, fragte ich mich, woran das lag. Gott zeigte mir in der Folge: Wenn mein Vater mir etwas versprochen und dann nicht gehalten hatte, tat mir das sehr weh. Um mich selbst zu schützen, entschloss ich mich daher, erst gar keine Erwartungen mehr zu haben. Denn wenn ich nicht daran glaubte, würde es auch nicht wehtun, wenn es nicht eintrat. Und das habe ich auf den himmlischen Vater übertragen. Wenn ich gar nicht erst ernst nahm, was ich in seinem Wort las, war es egal, wenn es nicht so passierte, wie es da stand. Doch das war totaler Unglaube. Als ich es erkannte, tat ich Buße, vergab meinem irdischen Vater, und damit war die Sache gegessen. Heute glaube ich Gott alles.

Wo überträgst du Erlebnisse mit deinem irdischen Vater auf den Vater im Himmel? Bitte den Heiligen Geist um eine Offenbarung. Und dann kehre um, vergib auch deinem Vater und freu dich, dass du eine neue Dimension Gottes erleben darfst. Manchmal kann es sein, dass die Verletzungen so groß sind, dass du bei diesem Prozess Hilfe brauchst. Wenn du das merkst, dann suche dir eine vertrauenswürdige Person, einen Seelsorger oder eine Therapeutin und gehe mit ihm oder ihr das Thema an.

Am Glauben festhalten

Nun fragst du dich vielleicht, wie du mehr Glauben bekommen kannst. Du wünschst dir ein so unerschütterliches Vertrauen auf Gott wie der junge Mann in dem Schubkarren, aber du merkst, wie du immer wieder Zweifel bekommst. Die Bibel hat da einen guten Tipp: »Und doch kommt der Glaube durch das Hören dieser Botschaft, die Botschaft aber kommt von Christus« (Römer 10,17).

Mein Rat lautet daher: Wenn du zu wenig Glauben hast, fang an, dir die Bibel laut vorzulesen. Du sprichst auf diese Weise die Wahrheiten Gottes über dir und deinem Leben aus. Und weil das Wort Kraft hat, kann es Wurzeln in dir schlagen. Jedes Mal, wenn du merkst, dass sich etwas in deinem Herzen bewegt, du eine gewisse Resonanz spürst, darfst du wissen: Das ist das Wort, das Gott heute für dich hat. So erlebe ich es. Dann wird nämlich ein »Logos« zu einem »Rhema«. Ein geschriebenes Wort zu einem lebendigen Wort.

Es ist wirklich wichtig, dass wir am Glauben festhalten. Das betont auch der Verfasser des Hebräerbriefs:

Wir wünschen uns deshalb sehr, dass ihr bis zum Ende diesen Eifer behaltet, damit ihr voller Zuversicht an der Hoffnung festhalten könnt, die Gott euch gab. Dann werdet ihr auch nicht träge oder gleichgültig werden, sondern dem Beispiel derer folgen, die aufgrund ihres Glaubens und ihrer Geduld die Zusagen Gottes empfangen.

Hebräer 6,12-13

Ich mag den Hebräerbrief sehr gern, vor allem das elfte Kapitel, wo uns die, wie ich sie nenne, »Galerie der Helden« vorgestellt wird. Es sind alles Menschen, die durch ihren Glauben Gott verherrlicht haben. Die sich nicht von Misstrauen, Angst, Bitterkeit, Unglauben bestimmen ließen, sondern Gott vertraut haben, dass das, was er sagt, Realität ist. Dabei waren sie nicht perfekt. Auch sie machten immer wieder Fehler. Aber sie verließen sich eben ganz auf den Herrn. Lies dir einmal diese Heldengalerie durch. Du kannst auch anfangen, die dazugehörigen Geschichten im Alten Testament zu studieren, um dich inspirieren zu lassen.

Ich habe mit Gott einen Bund geschlossen, und zwar habe ich zu ihm gesagt: »Ich lese die Bibel und ich werde alles glauben, was du sagst.« In der Bibel steht, dass Jona nicht nach Ninive gehen wollte. Deshalb wurde er von einem Wal verschluckt, der natürlich im Auftrag Gottes handelte. Auch wenn diese Geschichte schon ein wenig verrückt ist, meinte ich zum Herrn: »Selbst wenn da stehen würde, dass Jona den Wal verschluckt hat, würde ich es glauben. Der Rest ist dein Problem. Ich werde dich nicht infrage stellen, ich nehme dich beim Wort.« Und das hat unwahrscheinliche Auswirkungen.

Ich glaube nämlich, dass Gott alles, was er mir zu tun gibt, auch vollendet. Manchmal geht es da um Millionenbeträge. In solchen Situationen bete ich immer: »Papa, für mich ist alles unmöglich in meiner Kraft. Aber für dich ist nichts unmöglich. Du verfügst über allen Reichtum in dieser Welt.«

Dabei braucht es oftmals Geduld, denn Gottes Zeitplan sieht anders aus als unserer. Wir möchten immer alles so schnell wie möglich bekommen, doch beim Herrn dauert es manchmal etwas länger. Dann müssen wir ausharren, und das bedeutet glauben, glauben, glauben ... Noah baute 100 Jahre lang an der Arche, ohne Regen zu sehen. Dennoch glaubte er – und wurde gerettet. In Römer 4,14 steht: »Wer behauptet, diese Zusage Gottes gelte nur denen, die das Gesetz befolgen, der erklärt den Glauben für nutzlos, und die Zusage verliert ihre Gültigkeit.«

Ich stelle mir vor, wie Abraham jahrzehntelang auf den verheißenen Sohn wartete und nichts geschah. Und ich denke an Sara ... Wir Frauen müssen aufpassen, den Männern nicht den falschen Rat zu geben. Denn Sara sagte:

»Vielleicht will Gott, dass wir ihm helfen.« In ihrer Tradition war es möglich, dass der Mann mit der Dienerin seiner Frau schlief. Das Kind, das sie bekam, wurde als das Kind ihrer Herrin betrachtet. Und weil Sara selbst nicht schwanger wurde und nach menschlichem Ermessen schon viel zu alt war, um noch ein Kind zu bekommen, nahm sie das in Anspruch. Sie schlug es ihrem Mann vor und der folgte ihrem Rat. So entstand Ismael, den Abraham auch geliebt hat (1. Mose 16).

Doch Gott braucht unsere Mithilfe nicht. Dieser Sohn wurde zu einem großen Problem und ist es bis heute. Denn er war nicht der Sohn der Verheißung, sondern der Sohn des Fleisches. Darum musste Abraham ihn wegschicken, was ihm nicht leichtfiel. Es war für ihn eine ganz schwere Erfahrung. Doch Gott verhieß auch, dass dieser Sohn gesegnet sein würde, und dazu steht er bis heute. Ismael ist der Urvater der Araber.

> Doch Gott braucht unsere Mithilfe nicht.

Sara war schon 90 Jahre alt und Abraham 99, als Gott ihnen einen Sohn versprach – den Sohn der Verheißung. Sara lachte sogar darüber und wurde deshalb gerügt. Doch man kann sie verstehen, oder nicht? Da war nämlich kein Funken Glaube mehr in ihr, dass sie noch ein Kind bekommen könnte. Aber es kam genau ein Jahr später (1. Mose 18).

Als Isaak ein Teenager war, kam Gott und prüfte Abraham noch einmal, indem er sagte, er solle dieses Kind opfern. Und Abraham war dazu bereit. Er war bereit dieses Kind aufzugeben, an das alle Verheißungen gebunden waren. Als sie auf einen Berg stiegen – von dem man vermutet, dass es der Berg ist, auf dem Jesus gekreuzigt wurde –, trug sogar Isaak selbst das Holz, auf dem er verbrannt werden sollte. Doch er hatte zu seinem Vater eine Beziehung des vollen Vertrauens. Er hätte rebellieren können, aber er tat es nicht. Als er fragte, wo das Opferlamm sei, meinte sein Vater: »Gott wird dafür sorgen.« Er war wirklich bereit, dieses Kind zu opfern. Und genau darauf kam es Gott an (1. Mose 22).

Isaak war an das Holz gebunden und Abraham zückte das Messer. Spätestens da wusste Isaak nun, um was es ging. Doch er war dem Vater weiter gehorsam. Und im letzten Moment, als Abraham schon das Messer gezückt hatte und zustechen wollte, sagte Gott: »Nein, stopp! Ich habe deinen Glauben und deinen Gehorsam gesehen.« Denn Abraham hatte geglaubt, dass Gott den Jungen wieder zum Leben erwecken würde, wenn er ihn tötete. An ihn waren ja alle Verheißungen gebunden.

Ich will hier nichts Falsches versprechen. Glauben ist nicht immer leicht. Die Nachfolge Jesu wird dich alles kosten. Gott möchte, dass deine Liebe zu ihm keine Konkurrenz hat. Aber er wird alles zum Besten wenden, wenn du ihm gehorchst – so wie bei Abraham.

Nachdem Gott Abraham aufgehalten hatte, sorgte er selbst für das Opferlamm – ein Schaf, das im Dickicht gefangen war. Dieses wurde stattdessen geschlachtet. Das ist für mich eine so unwahrscheinliche Freude. Ich wäre auch bereit, für Afrika zu sterben, damit dieser Kontinent endlich zu dem durchbricht, was Gott für ihn bestimmt hat. Allerdings meinte Gott zu mir: »Maria, ich bin schon gestorben. Afrika muss mich nur erkennen, mich annehmen, mir glauben, mir vertrauen und die Quelle des Lebens, die Quelle des Schutzes, die Quelle des Reichtums nicht mehr woanders suchen. Afrika ist der Kontinent, den ich den Afrikanern gegeben habe. Wenn sie auf mich, Gott, schauen, und wenn sie besonders gesegnet werden wollen, auf Israel, dann werde ich sie hineinführen in die Berufung, die ich schon jahrzehntelang für sie vorbereitet habe. Denn bisher waren sie die Letzten auf der Welt. Aber die Letzten werden die Ersten sein.«

Gott kann Unglaubliches tun – und er will es mit uns an der Seite tun.

Wir sind zwar Gottes Werkzeuge, aber Gott hat schon alles vollbracht – er hat das vollkommene Opfer gegeben, wir müssen nichts dazu tun. Wo versuchst du noch, etwas zu tun, obwohl Gott schon alles getan hat? Wo mühst du dich noch ab, obwohl du nur loslassen müsstest? Vertraue doch dem Herrn!

Gott kann wirklich Unglaubliches tun – und er will es mit uns an der Seite tun. In Markus 11,22-24 heißt es:

> Da sagte Jesus zu den Jüngern: »Habt den Glauben Gottes. Ich versichere euch: Wenn ihr zu diesem Berg sagt: ›Hebe dich in die Höhe und wirf dich ins Meer‹, wird es geschehen. Entscheidend ist, dass ihr glaubt und in euren Herzen nicht daran zweifelt. Hört auf meine Worte! Alles, was ihr im Gebet erbittet – glaubt, dass ihr es bekommen habt, und ihr werdet es erhalten.«

Kannst du dir vorstellen, dass Gott mit dir zusammen Großes bewirken will? Verbringe regelmäßig Zeit mit ihm, studiere sein Wort, lerne sein Herz kennen, lass dir seine Lasten auflegen – und dann sei mutig und geh im Glauben los!

Wie deine Worte Segen bewirken

Neben dem Glauben ist das, was wir sagen, entscheidend. Der stärkste und wirksamste Teil unseres Körpers ist die Zunge. Gott sprach und es ward (1. Mose 1). Und er hat uns dieselbe Autorität gegeben. Die Worte, die wir aussprechen, bringen entweder Fluch oder Segen in unser Leben oder das der Menschen in unserer Umgebung.

Weihe deine Zunge dem Heiligen Geist und entscheide dich zu segnen, zu lieben, aufzubauen und auch zu vergeben. Du wirst sehen, welche Auswirkungen das hat – nicht nur auf dich, sondern auch auf andere.

In Apostelgeschichte 14,8-10 steht:

> In Lystra begegneten Paulus und Barnabas einem Mann mit verkrüppelten Füßen. Der Mann war von Geburt an gelähmt und hatte noch nie gehen können. Er hörte zu, als Paulus predigte. Paulus bemerkte ihn und erkannte, dass er fest daran glaubte, dass er geheilt werden konnte. Da rief Paulus ihm mit lauter Stimme zu: »Steh auf!«

Und der Mann sprang auf die Füße und fing an umherzugehen.

Es ist sehr wichtig, dass wir das verkündigte Wort der Kraftwirkungen des Herrn Jesus Christus glauben und danach handeln. Jesus sagt uns, dass wir durch seine Striemen geheilt sind. Glaubst du das? Jesus hat folglich alle Krankheiten schon getragen. Warum musst du sie dann noch tragen?

Ich hatte im letzten Jahr eine sehr »krasse« Glaubenserfahrung. Meine Köchin hatte Aids und wurde immer dünner und abgemagerter. Eines Tages bekam ich solch einen heiligen Zorn auf den Teufel, dass ich die Schultern meiner Köchin ergriff und sie mit den Worten beutelte: »Du Geist von Aids, in Jesu Namen befehle ich dir jetzt, diesen Körper meiner Köchin Aisha zu verlassen und dorthin zu gehen, wohin Jesus dich schickt.« Ich spürte richtig, wie Kraft aus meinem Munde floss und wie sich in der geistlichen Welt etwas tat.

Kurz darauf flog ich einige Wochen nach Europa zum Predigen. Als ich zurückkam, wunderte ich mich über das frische Aussehen meiner Köchin. Sie hatte Gewicht zugelegt und strahlte nur so. Ich fragte sie nach dem Grund, warum sie so wunderbar und gesund wirkte, und sie meinte nur: »Jesus hat mich von Aids geheilt. Ich wurde schon zweimal getestet und war jedes Mal negativ!«

Da jubelte mein Herz nur so vor Freude. Wie sollte man da nicht alle Ehre dem Herrn geben?

Werde mutig und fang an, in Jesu Namen für die Kranken zu beten. Gott ermutigt uns noch an vielen anderen Stellen in seinem Wort, zu glauben und Wunder zu erleben:

- »Denn die Kinder Gottes besiegen diese Welt; sie siegen durch den Glauben an Christus« (1. Johannes 5,4).
- »Alles ist möglich für den, der glaubt« (Markus 9,23).
- »Ich versichere euch: Wer an mich glaubt, wird dieselben Dinge tun, die ich getan habe, ja noch größere, denn ich gehe, um beim Vater zu sein« (Johannes 14,12).

Das Gute ist: Es liegt nicht an uns. Denn es ist nicht unser Glaube, sondern entscheidend ist, an wen wir glauben. Wir haben in unserer großen Halle auf unserem Gelände in Uganda groß an der Wand stehen: »Wir brauchen keinen großen Glauben, sondern Glauben an einen großen Gott.« Wenn du Glaube an einen großen Gott hast, dann wird dein Glaube stark sein und solche Auswirkungen haben, wie du es dir nie erträumen hättest können.

An dieser Stelle möchte ich noch eines von den vielen Wundern erzählen, die ich in meinem Leben schon erlebt habe. Ich arbeitete jahrelang in einem Beruf, wo ich viel telefonieren musste. Meine Nase war chronisch verstopft, sodass jeder, mit dem ich sprach, mich fragte: »Bist du verkühlt? Hast du einen Schnupfen?«

Wir brauchen keinen großen Glauben, sondern Glauben an einen großen Gott.

Meine Antwort lautete jedes Mal gleich: »Nein, ich bin nicht krank, ich habe zwar die Symptome einer starken Erkältung, aber durch die Striemen Jesu bin ich geheilt.«

Nach einigen Monaten war eines Tages plötzlich meine Nase frei und ich war fortan geheilt. Ich musste im Glauben die Wahrheit über eine lange Zeit aussprechen, bis die Heilung für jedermann sicht- und hörbar war.

Auch wurde ich von Krampfadern geheilt, von einem hohen Blutdruck, alle meine Gelenke sind schmerzfrei ... und das in einem Alter, wo andere über dieses und jenes Wehwehchen klagen. Ich gehe von Wunder zu Wunder, von Kraft zu Kraft, von Heilung zu Heilung und von Herrlichkeit zu Herrlichkeit!

Inzwischen habe ich mich entschlossen, kerngesund zu sterben. Ich gehe in die ewige Heimat, wenn Jesus mich beim Namen ruft und mich abholt, aber nicht im Siechtum oder dement! Der Herr sagt, dass wir lebenssatt sein sollen, wenn wir dieses irdische Leben verlassen. Und das bin ich noch lange nicht!

Schluss

Ich wünsche dir von Herzen einen Glauben an einen großen Gott, sodass du dir keine Sorgen mehr um dein Leben machen musst, weil du weißt, dass er alles kann und ihm nichts unmöglich ist. Das erbitte ich für dich, das erbitte ich für alle Menschen, die sich bisher auf ihre eigenen Sicherheiten verlassen haben. In der Corona-Krise wurden uns die Augen dafür geöffnet, dass alles, was wir uns selbst schaffen, nichts bringt und nicht hält. Letztendlich ist es nur unser Vertrauen auf Gott, das uns trägt.

Ich denke an unsere Situation hier in Uganda. Wir können nicht mit großen Krankenhäusern prahlen, die auf dem neuesten Stand der medizinischen Forschung sind. Zwar strengen wir uns an und bauen mit »Vision für Afrika« neue Kliniken, doch mit den Krankenhäusern in Europa und Amerika können wir nicht mithalten. Trotzdem hatten wir bisher keinen einzigen coronabedingten Todesfall. Und ich vertraue, dass das so bleiben wird. Es kamen viele Menschen aus dem Ausland zu uns, auch LKW-Fahrer oder Arbeiter aus den arabischen Ländern und aus China. Manche von ihnen waren krank, doch sie wurden schließlich alle geheilt entlassen. Kein Einziger ist gestorben. Ich glaube, dass das daran liegt, weil wir Vertrauen haben – nicht auf unsere medizinische Tüchtigkeit, sondern auf den Gott, der heilt – Jehovah Rapha.

Der Herr segne dich, ermutige dich und stärke dich. Ich segne dich in deinem Glauben an den großen Gott, der in Jesus Christus für uns alles wieder zurückerworben hat, was Adam und Eva im Paradies verspielt haben. Jesus Christus konnte am Kreuz sagen: »Es ist vollbracht!« Du darfst durchbrechen in ein Leben, in dem du von dem Baum des Lebens genießt. Du darfst Frieden haben, der allen Verstand übersteigt. Du darfst deine Sorgen bei Gott abgeben, denn er sorgt für dich.

Warum sagst du nicht: »Herr, ich werde jetzt dir und deinem Wort mehr Glauben und Vertrauen schenken als allen meinen bisherigen Erfahrungen«?

Ich bin sicher, dann wirst du Segnung um Segnung erleben. Darum bitte ich den Herrn. In Jesus Namen, amen!

Schalom, Schalom!

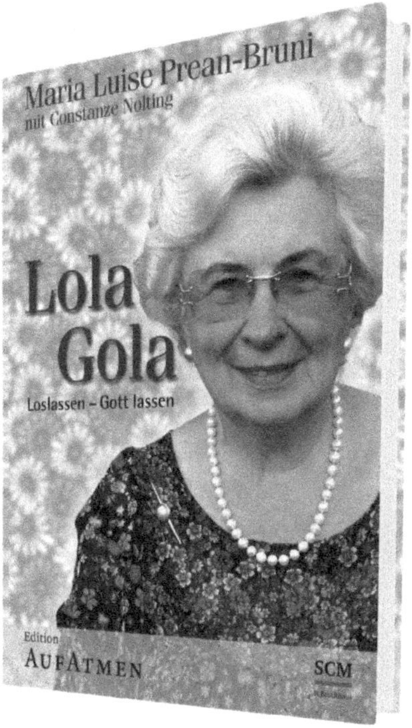

Maria Prean-Bruni, Constanze Nolting

Lola Gola
Loslassen – Gott lassen

Lesen Sie erfrischende, herausfordernde, aber ungewöhnliche Impulse für Ihr Leben mit Gott. Lassen Sie sich von Maria L. Prean ermutigen, eigene Vorstellungen loszulassen, um sich vollkommen auf Gott einzulassen. Loslassen und Gott lassen – kurz: Lola Gola.

Gebunden, 13,5 x 20,5 cm, 220 Seiten
Nr. 226.257, ISBN 978-3-417-26257-5
Auch als E-Book e

SCM
R.Brockhaus

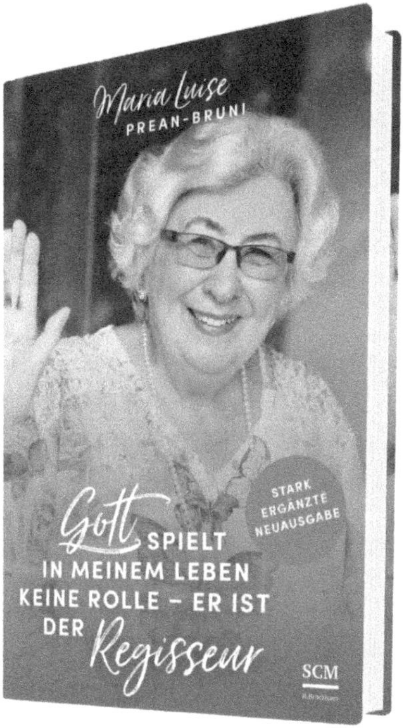
Maria Luise
PREAN-BRUNI
STARK ERGÄNZTE NEUAUSGABE
Gott SPIELT
IN MEINEM LEBEN
KEINE ROLLE – ER IST
DER Regisseur
SCM

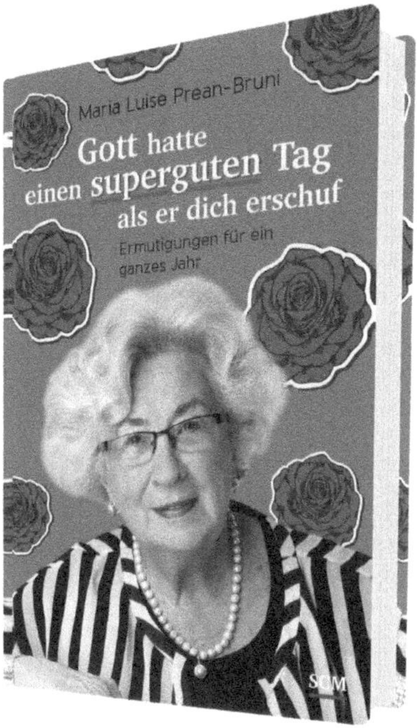

Maria Prean-Bruni

Gott hatte einen superguten Tag, als er dich erschuf
Ermutigungen für ein ganzes Jahr

Maria Prean lädt Sie dazu ein, jeden Tag neu Ihre Identität in Christus zu ergreifen und mutig für Gott zu leben. Dabei schöpft sie aus dem Reichtum des Wortes Gottes genauso wie aus ihrem Erfahrungsschatz. Ermutigung und Inspiration pur durch 365 Andachten!

Gebunden, 14 x 21,5 cm, 496 Seiten
Nr. 226.786, ISBN 978-3-417-26786-0
Auch als E-Book e

SCM
R.Brockhaus